Nikhil Ahuja
Nirmal Ahuja

Saúde Oral - Equidade e Determinantes Sociais

Nikhil Ahuja
Nirmal Ahuja

Saúde Oral - Equidade e Determinantes Sociais

Um passo em direção à sustentabilidade

ScienciaScripts

Imprint
Any brand names and product names mentioned in this book are subject to trademark, brand or patent protection and are trademarks or registered trademarks of their respective holders. The use of brand names, product names, common names, trade names, product descriptions etc. even without a particular marking in this work is in no way to be construed to mean that such names may be regarded as unrestricted in respect of trademark and brand protection legislation and could thus be used by anyone.

Cover image: www.ingimage.com

This book is a translation from the original published under ISBN 978-3-659-86413-1.

Publisher:
Sciencia Scripts
is a trademark of
Dodo Books Indian Ocean Ltd. and OmniScriptum S.R.L publishing group

120 High Road, East Finchley, London, N2 9ED, United Kingdom
Str. Armeneasca 28/1, office 1, Chisinau MD-2012, Republic of Moldova, Europe
Managing Directors: Ieva Konstantinova, Victoria Ursu
info@omniscriptum.com

Printed at: see last page
ISBN: 978-620-8-52445-6

ÍNDICE DE CONTEÚDOS

DEDICAÇÃO

Este livro é dedicado à minha família, professores e amigos que sempre me inspiraram a trabalhar arduamente e a dar o meu melhor. Foi graças ao seu apoio e encorajamento constantes que alcancei o sucesso na minha vida.

RECONHECIMENTO

É com uma sinceridade suprema, um profundo sentido de gratidão e um apreço sincero que agradeço à minha estimada professora e orientadora*, a Dra. Pramila.M*, Professora e HOD, Departamento de Dentisteria de Saúde Pública, M.R Ambedkar Dental College and Hospital, Bangalore, pela sua orientação e por me ter dado a oportunidade de realizar esta dissertação. Estou-lhe grata por me ter ensinado, inspirado, orientado e sido uma fonte constante de apoio durante a minha pós-graduação.

Agradeço do fundo do coração à minha mãe, ao meu pai e especialmente ao meu irmão por me terem encorajado e feito todos os sacrifícios para que eu fosse o que sou hoje. O meu agradecimento especial a todos os meus amigos pelo seu constante encorajamento e apoio na conclusão da minha dissertação.

Acima de tudo, inclino a minha cabeça em sinal de gratidão a DEUS ALTÍSSIMO por me ter concedido as suas bênçãos.

Dr. Nikhil Ahuja

CAPÍTULO 1

INTRODUÇÃO

A saúde oral permite às pessoas falar, comer e socializar sem doença ativa, desconforto ou embaraço. No entanto, uma saúde oral deficiente continua a ser um grande fardo para as populações de todo o mundo, sendo particularmente prevalente entre os grupos populacionais desfavorecidos.[1] A saúde é socialmente padronizada desde a base até ao topo da escala socioeconómica, mesmo em países onde a maioria da população vive bem acima dos níveis de privação absoluta.[2]

Mesmo nos países mais ricos, as pessoas com menos recursos têm uma esperança de vida substancialmente mais curta e mais doenças do que os ricos. Estas diferenças na saúde não só constituem uma importante injustiça social, como também chamaram a atenção da ciência para alguns dos mais poderosos factores determinantes dos padrões de saúde nas sociedades modernas. Estas diferenças conduziram, nomeadamente, a uma compreensão crescente da notável sensibilidade da saúde ao ambiente social e ao que ficou conhecido como determinantes sociais da saúde.[3] Assim, os determinantes sociais da saúde são as condições materiais e sociais de uma sociedade que influenciam o estado de saúde dos seus membros.[4]

As desigualdades no estado de saúde oral não podem ser explicadas por diferenças no estilo de vida e no comportamento. Estes não são os factores determinantes da saúde, mas são eles próprios determinados pelas condições materiais e sociais da sociedade. A análise dos determinantes sociais ajuda a redirecionar a atenção para as causas profundas das desigualdades em matéria de saúde[(.4)Sugere-se] que as condições materiais e sociais desfavorecidas prejudicam o controlo das pessoas sobre as suas vidas, reduzem as oportunidades de relações de apoio e produzem stress psicológico contínuo que prejudica a sua capacidade de adaptação. Os factores psicossociais, tais como o controlo, o apoio social, o stress e o coping, podem atuar como mediadores através dos quais diferentes condições materiais e sociais têm um efeito sobre o estado da saúde oral.[4] Estes factores resultam numa exposição e vulnerabilidade diferenciadas a problemas de saúde oral, com resultados e consequências diferenciados em termos de cuidados de saúde.[1]

Os determinantes sociais são vistos como condições sociais mutáveis que influenciam a vida oportunidades, afectam o acesso aos recursos e moldam os padrões de comportamento que têm impacto na saúde oral.[5] As doenças orais, como a cárie dentária, a doença periodontal, a perda de dentes, as lesões da mucosa oral, os cancros da orofaringe e os traumatismos oro-dentários, são importantes problemas de saúde pública devido à sua elevada prevalência e incidência em todas as regiões do mundo. A saúde oral não é apenas importante porque diminui a qualidade de vida e prejudica a vida social, mas também porque pode exacerbar condições sistémicas, como a diabetes e as doenças respiratórias e cardiovasculares.[6] Tal como foi observado para todas as outras doenças, as distribuições das doenças orais são desiguais entre países e dentro de cada país, com o maior fardo a recair sobre as populações desfavorecidas e socialmente marginalizadas.[7]

Os determinantes sociais da saúde são, em grande medida, universais, afectando uma série de resultados de saúde oral e a exposição a factores de risco.[8] Os factores de risco e os determinantes sociais das doenças orais têm sido exaustivamente documentados e a base de provas para a sua prevenção está a aumentar. No entanto, à medida que as mudanças sociais globais ganham ritmo, a procura de captar a interação dinâmica entre os factores de risco e os determinantes sociais deve ser mantida.[7] As desigualdades na saúde não se limitam aos países em desenvolvimento, mas são uma preocupação global. Embora as desigualdades sejam inegavelmente uma questão de justiça social, são também determinantes do crescimento de um determinado país, reflectindo a eficiência dos governos, bem como a sua legitimidade política.[9]

Existem grandes gradientes sociais na prevalência das doenças orais e, embora tenhamos sido pobres na aplicação do que sabemos sobre a prevenção da cárie dentária, da doença periodontal, do cancro oral e das infecções orais, uma razão indiscutivelmente mais significativa para a nossa relativa ineficácia na redução do peso global da doença tem sido a nossa incapacidade de abordar os determinantes sociais das doenças orais.[10]

De acordo com Marmot, "se os principais determinantes da saúde são sociais, também o devem ser os remédios.[11] A boa notícia é que as doenças orais são evitáveis, e que a desigualdade social na saúde oral é evitável. As estratégias de intervenção que reconhecem o contexto socioeconómico e os factores de risco relacionados oferecem o maior potencial para a promoção da saúde oral em toda a população. A prevenção das doenças orais através de intervenções de saúde pública pode ser eficaz; o pessoal de saúde oral é escasso nos países de rendimento baixo e médio, e os trabalhadores de saúde primária e o pessoal auxiliar especialmente formado podem dar contributos valiosos para o controlo das doenças orais e a promoção da saúde oral para todos. [1]

Assim, enquanto seres sociais, precisamos não só de boas condições materiais, mas também, desde a primeira infância, de nos sentirmos valorizados e apreciados. Precisamos de amigos, precisamos de sociedades mais sociáveis, precisamos de nos sentir úteis e precisamos de exercer um grau significativo de controlo sobre um trabalho significativo. Sem isto, tornamo-nos mais propensos à depressão, ao consumo de drogas, à ansiedade, à hostilidade e a sentimentos de desespero, que se repercutem na saúde física. Esperamos que, ao resolver algumas das injustiças materiais e sociais, a política não só melhore a saúde e o bem-estar, como também possa reduzir uma série de outros problemas sociais que florescem a par da falta de saúde e que radicam em alguns dos mesmos processos socioeconómicos.[3]

CAPÍTULO 2

HISTÓRIA

O interesse científico pelas determinantes materiais e sociais da saúde pode ser datado do século XVII, em Inglaterra, quando, na sua análise dos Bills of Mortality, John Graunt (1620-1674) e William Petty (1623-1687) observaram que a mortalidade era modelada por idade, sexo e localização geográfica.

O campo em desenvolvimento da saúde pública floresceu no século XIX. Entre os colaboradores, destaca-se William Farr que, durante os 40 anos em que foi Complier of Abstracts no General Register Office, em Inglaterra, anexou aos seus relatórios anuais diretrizes pormenorizadas sobre possíveis utilizações dos dados dos censos e das informações dos registos de nascimento e de óbito para responder a questões sobre o estado de saúde. Atribui-se a Farr o avanço do método de normalização da idade para examinar os dados de mortalidade e o teste de hipóteses sociais sobre os padrões de doença das classes sociais.

Enquanto Farr avançava com os métodos estatísticos a partir da década de 1830, Edwin Chadwick publicou o relatório altamente influente "The Sanitary Conditions of the Labouring Population" (As Condições Sanitárias da População Trabalhadora) em 1842, onde defendia que as doenças estavam diretamente relacionadas com as condições de vida. Também desenvolveu a Lei da Saúde Pública e assegurou a sua passagem pelo parlamento para legislação em 1848. No mesmo ano, Verchow, um patologista, identificou as condições do local de trabalho nas fábricas como um fator determinante da saúde e observou que "a medicina é uma ciência social" e que "os médicos são os advogados naturais dos pobres e os problemas sociais devem ser resolvidos em grande parte por eles". Cerca de seis anos mais tarde, em 1854, John Snow traçou a localização das mortes por cólera e identificou a fonte do surto de cólera como a bomba de Broad Street.

As ciências sociais na medicina passaram para segundo plano na última parte do século XIX e na primeira metade do século XX, com o surgimento de grandes avanços científicos na química e na fisiologia, e disciplinas como a farmacologia, a bacteriologia e a imunologia. Foi neste contexto que a teoria da infeção focal surgiu e foi amplamente adoptada na medicina dentária. A teoria baseava-se no pressuposto de que as doenças sistémicas surgiam como consequência de infecções dentárias crónicas.

Em resposta direta, as extracções totais da boca eram comuns desde 1920 até ao final da década de 1940, como forma de eliminar a fonte de infeção encontrada em dentições fortemente restauradas. Dussault e Sheiham (1982) argumentaram que uma razão pela qual a teoria foi tão prontamente aceite entre os dentistas na Grã-Bretanha foi o facto de se adequar aos seus objectivos profissionais. Coincidiu com a campanha da medicina dentária para obter credibilidade como profissão e a sua necessidade de aumentar a procura num mercado com excesso de oferta, onde os profissionais não tinham formação e podiam exercer sem registo. Assim, a própria profissão de dentista foi moldada por influências materiais e sociais.

Por volta de 1950, a teoria da infeção focal tinha perdido o seu apoio e o aumento da prevalência das doenças crónicas anunciava um ressurgimento do interesse pela medicina social. No final da década de 1960, o paradigma médico era cada vez mais posto em causa, tanto dentro como fora da profissão. A política do passado, que tinha dado ênfase ao tratamento de doenças em centros de excelência, foi posta em causa por historiadores, epidemiologistas e economistas, que mostraram que muitas doenças estavam relacionadas com a pobreza (Abel-Smith e Leiserson 1978), que os medicamentos que pareciam ser "balas mágicas" tinham muitas consequências indesejadas (Illich 1975) e que os hospitais-escola serviam uma pequena percentagem da população, mas absorviam grandes percentagens do orçamento da saúde (King 1966). [4]

A questão da igualdade ganhou proeminência quando Richard Wilkinson propôs a hipótese do rendimento relativo, defendendo que as sociedades com maiores diferenças de rendimento apresentam níveis médios de saúde mais baixos do que as sociedades com maior igualdade de rendimento. O interesse em compreender as determinantes sociais foi reavivado após a Carta de Ottawa de 1986 sobre a Promoção da Saúde, que reconheceu a paz, o abrigo, a educação, a alimentação, o rendimento, um ecossistema harmonioso, os recursos, a justiça social e a equidade como pré-requisitos essenciais para a saúde. Apesar de uma carta internacional tão forte, a abordagem dos determinantes sociais continua a ser extremamente individualizada e comportamental. As relações entre pobreza e saúde tornaram-se igualmente importantes após a declaração dos Objectivos de Desenvolvimento do Milénio (ODM) pelas Nações Unidas. [12]

Em 2008, a Comissão da Organização Mundial de Saúde (OMS) sobre Determinantes Sociais da Saúde publicou um relatório que desafiou o pensamento convencional sobre a saúde pública em várias frentes. O relatório "Closing the gap within a generation - health equity through action on the social determinants of health" (Colmatar o fosso numa geração - equidade na saúde através da ação sobre as determinantes sociais da saúde) respondia a uma situação em que as disparidades, dentro de cada país e entre países, em termos de níveis de rendimento, oportunidades, estado de saúde, esperança de vida e acesso aos cuidados de saúde são maiores do que em qualquer outro momento da história recente. O Relatório sobre a Saúde no Mundo de 2008 apela ao regresso da abordagem holística dos cuidados de saúde primários para combater as desigualdades no domínio da saúde. Este apelo foi reiterado na Assembleia Mundial da Saúde de 2009, em que os Estados-Membros foram convidados a abordar os determinantes sociais para reduzir as desigualdades em matéria de saúde nos países e entre eles, a fim de "colmatar o fosso numa geração". Em 2010, a OMS publicou outro importante relatório sobre "Equidade, Determinantes Sociais e Programas de Saúde Pública". Este relatório dá vários passos em frente no que respeita aos desafios para a saúde pública, com o objetivo de traduzir os conhecimentos em acções concretas e exequíveis.

Faltava uma orientação estrutural nas prescrições políticas dos países desenvolvidos e em desenvolvimento. No entanto, nos últimos anos, os determinantes sociais estão a ocupar um lugar central na política global de saúde pública, com a criação de uma Comissão sobre Determinantes Sociais de grande visibilidade. Desde a sua criação, foi realizado um considerável trabalho de base e concetual. Atualmente, é bem aceite que a pobreza, a qualidade de vida, o emprego, as condições de trabalho e de vida influenciam a saúde e as alterações comportamentais e que a educação para a saúde terá um impacto limitado na melhoria do estado de saúde, a menos que sejam abordadas as questões estruturais mais vastas que sustentam a desigualdade[12].

CAPÍTULO 3

ESPECIFICAR AS DETERMINANTES SOCIAIS PRIMÁRIAS

Várias publicações procuraram identificar um conjunto de determinantes sociais da saúde da população que têm um amplo impacto numa vasta gama de problemas de saúde. O Gabinete Regional da Organização Mundial de Saúde para a Europa iniciou um inquérito com o objetivo de sintetizar os dados sobre os principais determinantes sociais da saúde para orientar as políticas públicas. Foram identificadas dez determinantes sociais, publicadas sob o título "**The Solid Facts**" (Wilkinson & Marmot 1998), nomeadamente, o gradiente social, o stress, o início da vida, a exclusão social, o trabalho, o desemprego, o apoio social, a dependência, a alimentação e os transportes ou o acesso aos serviços de saúde.

- O **gradiente social** refere-se à hierarquia social ou escada social da sociedade. As pessoas que ocupam posições a meio da hierarquia social têm uma melhor esperança de vida e melhores resultados em termos de saúde do que as pessoas que se encontram mais abaixo na hierarquia, mas têm piores resultados do que as pessoas que ocupam posições mais elevadas do que elas.

- **O stress** refere-se a desafios psicológicos que as pessoas consideram exceder os seus recursos para os gerir eficazmente. É geralmente aceite que o stress persistente é mais prejudicial do que o stress de curta duração, mesmo quando este último é mais intenso.

- **A vida precoce** é um fator determinante da saúde, uma vez que os alicerces da saúde adulta são lançados cedo - quer na infância, quer mesmo na vida pré-natal.

- **A exclusão social** refere-se à incapacidade de certos grupos participarem plenamente na sociedade. Os grupos podem ser excluídos com base na privação, na etnia, na deficiência ou na discriminação.

- **O trabalho** pode determinar de forma diferenciada o estado de saúde ao afetar as oportunidades de promoção e de geração de rendimentos, a segurança do emprego e o nível de autonomia e de discrição de competências. Embora os aspectos físicos do trabalho também sejam importantes, estes não são geralmente considerados como determinantes sociais da saúde.

- **O desemprego** põe em risco a saúde, e o risco é maior nas regiões onde o desemprego é generalizado.

- **As redes** e os laços **de apoio** fornecem às pessoas os recursos emocionais e práticos de que necessitam.

- **Alimentação** - Uma boa dieta e um abastecimento alimentar adequado são fundamentais para promover a saúde e o bem-estar.

- **Dependência** - Os indivíduos recorrem ao álcool, às drogas e ao tabaco e sofrem com o seu consumo, mas este é influenciado pelo contexto social mais alargado.

- **O acesso** equitativo aos serviços de cuidados dentários pode ser uma forma eficaz de reduzir as diferenças socioeconómicas globais na saúde.

O Ministério da Saúde do Canadá identificou determinantes da saúde semelhantes (Raphael 2004). Este grupo identificou: início da vida, educação, emprego e condições de trabalho, segurança alimentar, serviços de saúde, habitação, rendimento e sua distribuição, rede de segurança social, exclusão social, desemprego e segurança no emprego. O Instituto Nacional de Saúde Pública da Suécia declarou que o objetivo geral da saúde da população era "criar condições sociais que garantam uma boa saúde para toda a população

Le Grand (1987) afirmou que **a igualdade** é um termo descritivo e **a equidade** é um termo normativo que implica juízos de valor. **A desigualdade** implica diferenças que estão para além do controlo individual, que são injustas e iníquas. Tem dimensões morais e éticas. Em termos de acesso aos cuidados de saúde, Whitehead (1992) explicou que a igualdade de acesso para necessidades iguais "implica o direito igual de todos aos serviços disponíveis, uma distribuição justa em todo o país com base nas necessidades de cuidados de saúde e na facilidade de acesso em cada área geográfica, bem como a eliminação de outras barreiras ao acesso". Assim, com base neste entendimento, a desigualdade nos cuidados de saúde oral é iníqua quando a hierarquia social resulta na penalização sistemática de certos grupos sociais de oportunidades justas e iguais para alcançar e manter níveis óptimos de saúde oral.

CAPÍTULO 4

ANÁLISE DOS FACTORES DETERMINANTES DA SAÚDE ORAL: FACTORES DIFERENCIAIS

As desigualdades no estado de saúde oral não podem ser explicadas por diferenças no estilo de vida e no comportamento. Estes não são os factores determinantes da saúde, mas são eles próprios determinados pelas condições materiais e sociais da sociedade. A análise das determinantes sociais ajuda a redirecionar a atenção para as causas profundas das desigualdades em matéria de saúde.[4] Os factores psicossociais, como o controlo, o apoio social, o stress e a capacidade de lidar com a situação, podem atuar como mediadores através dos quais as diferentes condições materiais e sociais têm um efeito sobre o estado de saúde oral. Estes factores resultam numa exposição e vulnerabilidade diferenciadas aos problemas de saúde oral, com resultados e consequências diferenciados em termos de cuidados de saúde.[1]

4.1 RESULTADO DIFERENCIAL

O GRADIENTE SOCIAL

A esperança de vida é mais curta e a maioria das doenças é mais frequente nos escalões mais baixos da escala social de cada sociedade.

As más condições sociais e económicas afectam a saúde ao longo da vida. As pessoas que se encontram mais abaixo na escala social correm, normalmente, pelo menos o dobro do risco de doença grave e morte prematura do que as que se encontram mais perto do topo. Tanto as causas materiais como psicossociais contribuem para estas diferenças e os seus efeitos estendem-se à maioria das doenças e causas de morte.[3]

O gradiente social universal, tanto na saúde geral como na saúde oral, realça a influência subjacente dos determinantes psicossociais, económicos, ambientais e políticos. Existem gradientes sociais na mortalidade e nas doenças crónicas mais comuns. Foram registadas taxas mais elevadas de morbilidade e mortalidade por todas as causas em cada nível inferior da hierarquia social[13]. Os indivíduos no topo da hierarquia social gozam de melhor saúde do que os que se encontram imediatamente abaixo deles e, à medida que se desce na escala social, a saúde deteriora-se ainda mais. O gradiente social é consistentemente encontrado para as doenças e causas de morte mais comuns, e para todos os grupos etários, sexo, raça e países.[14] Apesar da evidência de uma relação gradual, há uma falta de clareza empírica sobre a forma do gradiente.[15]

O gradiente existe quando várias medidas de saúde estão relacionadas com medidas de estatuto. Os gradientes sociais na saúde são consistentemente encontrados para a maioria dos indicadores na infância, na primeira infância e na idade adulta.[2] Em 1998, a Organização Mundial de Saúde na Europa, listou o gradiente social em primeiro lugar entre dez factores identificados como os principais determinantes sociais da saúde e um dos principais contribuintes para resultados de saúde desiguais nas populações.[16]

Uma vez que o gradiente socioeconómico (SES) - saúde é tão duradouro e parece ser relativamente estável durante longos períodos de tempo, apesar de as principais causas de morte terem mudado consideravelmente, os investigadores sugerem que existe uma suscetibilidade generalizada à doença e que existem factores subjacentes que influenciam a suscetibilidade a toda uma série de doenças. Trata-se de factores de risco gerais e não específicos. Estas tendências de classe social são tão consistentes que a estrutura social é amplamente considerada como o principal agente etiológico da maioria das doenças crónicas. Assim, a posição social pode estar associada a uma suscetibilidade generalizada a doenças, mais do que a doenças específicas, e a disposições específicas para agir de forma diferente.[2]

As doenças orais afectam desproporcionadamente os segmentos desfavorecidos da sociedade, representando uma carga adicional de doença para estes grupos. Dados epidemiológicos de muitos países e populações diferentes mostraram que existem gradientes sociais nos resultados da saúde oral. Em diferentes momentos do ciclo de vida, desde o início da vida até à velhice, as doenças orais são socialmente padronizadas em toda a hierarquia social. As doenças orais estão diretamente relacionadas com a posição socioeconómica de uma forma gradual e graduada. Este padrão social dos resultados da saúde oral é muito semelhante aos gradientes sociais encontrados na saúde em geral. De facto, os gradientes sociais nos resultados de saúde geral e oral são quase idênticos.[17]

Foi assinalado um gradiente social na cárie dentária, nas doenças das gengivas, no cancro oral e na perda de dentes. As variações entre países, tanto no que se refere aos problemas de saúde oral comunicados como à utilização dos serviços de saúde, podem dever-se a mudanças sociais, à perceção dos serviços disponíveis e às atitudes e comportamentos prevalecentes em matéria de saúde. Embora, a nível global, os países desenvolvidos tenham uma prevalência mais elevada de cárie dentária do que os países em desenvolvimento, a incidência de cárie dentária nos países em desenvolvimento aumentou nos últimos anos. De acordo com um estudo colaborativo internacional, as diferenças entre os países desenvolvidos e os países em desenvolvimento são acentuadas; as pessoas nos países em desenvolvimento têm níveis mais elevados de cárie não tratada. No entanto, a disponibilidade de serviços de saúde oral é fraca em muitas comunidades desfavorecidas. O acesso a estes importantes serviços pode ser dificultado pela fraca mobilidade e falta de transportes.[1]

Os principais factores de risco para uma má saúde geral e oral são bem conhecidos. São mais comuns nas pessoas que se encontram no extremo inferior do gradiente social.[2] As pessoas que ocupavam posições mais baixas na hierarquia social eram mais susceptíveis de se envolverem em comportamentos de risco. Em comparação com os mais abastados, os adultos de baixa posição social não dispõem dos recursos económicos ou educativos necessários para responder prontamente às iniciativas de promoção da saúde. De facto, como a dependência da nicotina pode ser maior nos grupos desfavorecidos, a mudança de comportamento pode ser mais difícil para estes indivíduos. Assim, o incentivo para renunciar a comportamentos de risco em troca de algum ganho futuro em termos de saúde pode ser menos atrativo para os adultos em circunstâncias desfavorecidas.[18]

Os comportamentos pouco saudáveis estão geralmente muito concentrados no extremo inferior do espetro socioeconómico e a maioria dos comportamentos relacionados com a saúde não se distribuem aleatoriamente. Pelo contrário, são socialmente padronizados e frequentemente agrupados. O tabagismo, a má alimentação, a falta de higiene, os baixos níveis de exercício físico e o elevado consumo de álcool ocorrem frequentemente nos mesmos indivíduos; o mesmo se aplica a outros comportamentos relacionados com a saúde.[2]

Assim, é um facto bem estabelecido que a posição socioeconómica dos indivíduos, grupos e locais são caraterísticas definidoras dos níveis de saúde e doença sistémica. Uma vez que os determinantes de saúde associados a uma posição socioeconómica baixa não são provavelmente os mesmos que explicam as diferenças de saúde oral nos estratos socioeconómicos mais elevados, é de extrema importância reconhecer a existência deste gradiente social.[19]

4.2 CONSEQUÊNCIAS DIFERENCIADAS

Uma saúde precária pode ter consequências pessoais, sociais e económicas consideráveis, que podem diferir entre países e dentro de cada país, com diferentes posições sociais, condições médicas, estatuto profissional e situações económicas e pessoais a influenciarem a saúde.[1] As doenças orais estão frequentemente associadas a uma morbilidade sistémica, que infelizmente aflige os subgrupos mais vulneráveis da população pobre.[20]

Uma saúde oral deficiente pode afetar a capacidade dos indivíduos para falar, mastigar e engolir, provocando dor ou desconforto. Além disso, o funcionamento social, tal como ir para o trabalho ou para a escola, sorrir e socializar com confiança com os outros, também pode ser afetado.[7] A idade, a raça, o rendimento familiar e a educação dos pais também estão estreitamente correlacionados com as necessidades dentárias não satisfeitas, estando a desvantagem social correlacionada com uma maior doença não tratada.[21]

As crianças desfavorecidas pela pobreza, pelo estatuto de minoria e pela condição social apresentam taxas mais elevadas de cárie dentária, uma destruição mais extensa da sua dentição quando afetada, taxas mais elevadas de doença não tratada e uma maior frequência de dor dentária do que os seus pares mais favorecidos. Estas disparidades são mais pronunciadas nas crianças em idade pré-escolar e parecem diminuir, mas não desaparecer, com o aumento da idade.[21] A cárie na dentição decídua é preditiva da cárie na dentição permanente, sugerindo que os comportamentos prejudiciais à saúde praticados na infância podem continuar na adolescência.[7]

Para as pessoas mais afectadas, a doença dentária tem muitas consequências físicas, funcionais e comportamentais. Por exemplo, os investigadores demonstraram que a cárie dentária precoce e extensa pode inibir o crescimento normal, prevê níveis mais elevados de doença dentária futura e aumenta potencialmente a hipersensibilidade das crianças à dor somática subsequente. As crianças gravemente afectadas têm dificuldade em comer e, por vezes, distraem-se das brincadeiras e da aprendizagem por causa da dor.[21] As crianças desfavorecidas e as que têm mais dentes cariados têm uma probabilidade significativamente maior de fazer uma extração por qualquer motivo do que as crianças de meios mais abastados.[22]

Uma saúde oral deficiente pode afetar o funcionamento oral e levar à dor, à perda prematura de dentes, à boca seca, à privação do sono, à desfiguração e, no caso do cancro ou do noma, à morte. A experiência da dor, os problemas com a fala, a alimentação e a mastigação e o embaraço com a aparência dos dentes podem distrair as pessoas da realização de actividades diárias e afetar o seu bem-estar social e psicológico e a sua qualidade de vida geral, resultando numa espiral descendente que prejudica ainda mais a saúde.[1]

As doenças orais são influenciadas por factores de risco comuns a uma série de problemas de saúde gerais, incluindo várias doenças crónicas não transmissíveis, tais como a falta de crescimento, a deficiência nutricional, as doenças cardíacas, a diabetes e o cancro. Do mesmo modo, muitas doenças sistémicas, como a infeção pelo VIH, manifestam-se na boca. O baixo estatuto socioeconómico, com maus comportamentos relacionados com a saúde oral, como o tabagismo, e a idade mais avançada eram mais propensos a auto-relatar uma pior saúde oral e uma má qualidade de vida associada.[23]

Uma má experiência dentária pode levar à fobia dentária, que pode influenciar as atitudes em relação à saúde oral e os comportamentos de visita ao dentista, conduzindo a um círculo vicioso que agrava ainda mais os problemas de saúde oral. Devido a recursos limitados, muitos países em desenvolvimento só podem proceder à extração de dentes para aliviar a dor e os problemas com os dentes, deixando milhões de pessoas a sofrer de perda de dentes, com consequências significativas[1].

Foi demonstrado que a malnutrição, especificamente o fornecimento insuficiente de vitaminas, induz doenças orais. Ao mesmo tempo, a doença dentária tem sido implicada como contribuindo para a malnutrição, o que é particularmente evidente nas comunidades de classe social mais baixa e nos países em desenvolvimento. A relação entre a cárie dentária, a perda de dentes e a desnutrição é de grande relevância e preocupação para os idosos, devido ao edentulismo, e para as crianças pequenas, devido à cárie na primeira infância.[20]

A saúde oral teve um efeito adverso importante no sofrimento psicológico. As percepções individuais da saúde oral variam substancialmente em diferentes momentos do ciclo de vida e os riscos cumulativos podem subsequentemente ter impacto nos anos posteriores. Além disso, a má saúde oral e a subnutrição nas pessoas idosas podem aumentar a incidência de doenças potencialmente fatais, como a aterosclerose e o cancro.[23] A má saúde oral tem sido documentada como um fator de risco para a mortalidade e a morte precoce. É evidente que a prevenção e o tratamento da maior parte das doenças orais são dispendiosos e, por conseguinte, muitas vezes não estão ao alcance dos pobres, que correm assim um risco significativamente mais elevado de desenvolver doenças sistémicas relacionadas com patologias orais.[20]

Assim, apesar do facto de, desde a era dos antibióticos, a maioria das doenças orais não ser comummente fatal, os relatos de mortes relacionadas com doenças orais não devem ser subestimados.[20] Embora as doenças orais sejam em grande parte evitáveis, a maioria das doenças orais avançadas são irreversíveis; as consequências podem durar toda a vida, como acontece com a cárie dentária e a perda de dentes. Por isso, a prevenção e a deteção precoce são cruciais.[1]

4.3 VULNERABILIDADE DIFERENCIAL

Vários factores afectam a vulnerabilidade de diferentes grupos a resultados adversos em termos de saúde, incluindo a saúde oral. Estes incluem a privação, o desemprego, a pobreza, o stress, as circunstâncias de vida precoce, a fraca acessibilidade e acessibilidade dos preços dos serviços de saúde e a falta de redes e apoios sociais que podem criar um sentimento de impotência e desarmonia social, aumentando assim a vulnerabilidade dos indivíduos e, por sua vez, afectando negativamente a saúde da sociedade no seu conjunto[1].

APOIO SOCIAL

A amizade, as boas relações sociais e as fortes redes de apoio melhoram a saúde em casa, no trabalho e na comunidade.

O apoio social e as boas relações sociais dão um importante contributo para a saúde. O apoio social ajuda a dar às pessoas os recursos emocionais e práticos de que necessitam. O facto de pertencer a uma rede social de comunicação e de obrigações mútuas faz com que as pessoas se sintam cuidadas, amadas, estimadas e valorizadas. Isto tem um poderoso efeito protetor sobre a saúde. As relações de apoio podem também incentivar padrões de comportamento mais saudáveis.[3]

As definições de apoio social variam enormemente, como a presença de outros membros da família em casa, algum contacto com a família ou amigos ou a pertença a organizações.[24] A quantidade de apoio social emocional e prático que as pessoas obtêm varia em função do seu estatuto social e económico. O apoio actua tanto ao nível do indivíduo como da sociedade. As pessoas que recebem menos apoio social e emocional dos outros têm mais probabilidades de sentir menos bem-estar, mais depressão, um maior risco de complicações na gravidez e níveis mais elevados de incapacidade devido a doenças crónicas. Além disso, as más relações íntimas podem conduzir a uma saúde mental e física deficiente.[3]

A coesão social - definida como a qualidade das relações sociais e a existência de confiança, obrigações mútuas e respeito nas comunidades ou na sociedade em geral - ajuda a proteger as pessoas e a sua saúde. Além disso, o apoio social e emocional pode ajudar a atenuar as consequências de acontecimentos stressantes e a lidar com doenças, factores de risco e o efeito negativo do isolamento social através de alterações nos sistemas de controlo neuroendócrino e imunológico.[25]

O efeito da rede social e do apoio na saúde foi postulado como ocorrendo através de quatro vias: primeiro, um apoio instrumental, por exemplo, apoio financeiro; segundo, apoio informativo em que os indivíduos adquirem conhecimentos sobre hábitos de promoção da saúde e perigos para a saúde a partir da sua rede social; terceiro, apoio emocional que ajuda os indivíduos a lidar com a doença e com os perigos para a saúde; quarto, através de uma influência na resistência do hospedeiro. [25]

O apoio social pode desempenhar um papel importante como estratégia de sobrevivência em caso de sofrimento psicológico. Recentemente, verificou-se que as medidas que reflectem uma falta de apoio social estão associadas a um pior estado de saúde oral. Verificou-se que os dentes cariados e perdidos e as doenças periodontais eram mais prevalentes entre os idosos de grupos étnicos minoritários específicos com baixos níveis de apoio social.[24] Os indivíduos que têm amigos e que participam em actividades sociais têm menos probabilidades de ter periodontite. A rede social e o apoio podem influenciar a saúde oral através de uma mudança de comportamentos, ou amortecendo o efeito negativo de eventos stressantes na doença periodontal.[25]

O apoio social pode comunicar factos básicos, conhecimentos e informações que influenciam as reacções afectivas, tais como a reação ao medo dentário, em que a família desempenha um papel significativo na prevenção ou exacerbação do medo dentário e na sua gestão subsequente. É provável que o apoio social seja uma pista para saber quando ir ao dentista e pode até influenciar os tratamentos que recebem. Além disso, as pessoas que viviam sozinhas tinham mais probabilidades de usar próteses totais do que as pessoas idosas que viviam com a família. Os adultos que eram solteiros, viúvos, divorciados ou separados tinham maior probabilidade de ter perdido todos os seus dentes naturais, em comparação com os adultos casados/unidos de facto.[24] Assim, o estado civil parecia ser o fator mais importante das redes sociais em relação às doenças periodontais entre os adultos mais velhos.[25]

Altos níveis de apoio mútuo protegerão a saúde, enquanto a rutura das relações sociais, por vezes na sequência de uma maior desigualdade, reduz a confiança e aumenta os níveis de violência.[3] Assim, os prestadores de serviços de saúde devem estar cientes de que a falta de apoio social pode ser um potencial fator de risco para uma má saúde oral, sugerindo a necessidade de desenvolver serviços adequados em concertação com os serviços de saúde pública e sociais.[26]

POBREZA, EXCLUSÃO SOCIAL E CARÊNCIAS

A vida é curta quando a sua qualidade é má. Ao causar dificuldades e ressentimentos, a pobreza, a exclusão social e a discriminação custam vidas.

A pobreza, a privação relativa e a exclusão social têm um grande impacto na saúde e na morte prematura, e as probabilidades de viver na pobreza pesam fortemente contra alguns grupos sociais.[3] A Organização Mundial de Saúde (OMS) colocou a tónica na crise da pobreza: "Mais de mil milhões de pessoas em todo o mundo foram excluídas dos benefícios do desenvolvimento económico e dos avanços na saúde humana que tiveram lugar durante o século XX." A doença é simultaneamente uma causa e uma consequência da pobreza e pode reduzir a poupança doméstica, a capacidade de aprendizagem, a produtividade e a qualidade de vida - criando ou perpetuando assim a pobreza.[20] As ligações entre a pobreza e a saúde tornaram-se também importantes após a declaração dos Objectivos de Desenvolvimento do Milénio (ODM) pelas Nações Unidas 12 .

A pobreza absoluta refere-se à falta de recursos para a sobrevivência e o desenvolvimento pessoal, bem como dos instrumentos necessários para aliviar esta situação. Considera-se que uma pessoa é pobre quando não consegue satisfazer as suas necessidades básicas. A pobreza impõe restrições às condições materiais da vida quotidiana, limitando o acesso aos elementos fundamentais da saúde, como uma habitação adequada, uma boa nutrição e a oportunidade de manter uma higiene pessoal óptima.[27] A pobreza relativa significa ser muito mais pobre do que a maioria das pessoas na sociedade e é frequentemente definida como viver com menos de 60% do rendimento mediano nacional. Nega às pessoas o acesso a uma habitação condigna, à educação, aos transportes e a outros factores vitais para uma participação plena na vida.[3]

A exclusão social refere-se principalmente à incapacidade da nossa sociedade de manter todos os grupos e indivíduos ao alcance do que esperamos, enquanto sociedade, para realizarem todo o seu potencial.[12] A exclusão social também resulta do racismo, da discriminação, da estigmatização, da hostilidade e do desemprego. São social e psicologicamente prejudiciais, materialmente dispendiosas e nocivas para a saúde. As pessoas que vivem ou saíram de instituições, como prisões, lares de crianças e hospitais psiquiátricos, são particularmente vulneráveis. Quanto mais tempo as pessoas vivem em circunstâncias desfavoráveis, maior é a probabilidade de sofrerem de uma série de problemas de saúde. A pobreza e a exclusão social aumentam os riscos de divórcio e separação, deficiência, doença, dependência e isolamento social e vice-versa, formando círculos viciosos que aprofundam a situação difícil em que as pessoas se encontram.[3]

No contexto indiano, a casta pode ser considerada, em termos gerais, como um indicador do estatuto socioeconómico e da pobreza. Na identificação dos pobres, a casta e as tribos classificadas e, em alguns casos, as outras castas atrasadas são consideradas como grupos socialmente desfavorecidos e esses grupos têm uma maior probabilidade de viver em condições adversas e de pobreza.[12] A pobreza, o grau de privação relativa e os processos de exclusão social numa sociedade têm um grande impacto na saúde das populações, o que também se aplica às condições orais. A posição socioeconómica dos pais afecta grandemente o risco de cárie dentária em crianças pequenas, tanto nos países desenvolvidos como nos países em desenvolvimento.[27] A prevenção das doenças orais pode ser dificultada pela fraca disponibilidade e acessibilidade de opções saudáveis e de serviços de saúde oral. Embora a escovagem dos dentes com pasta dentífrica fluoretada deva fazer parte da rotina diária de higiene oral, a proporção de pessoas que escovam os dentes todos os dias ainda é baixa em muitos países em desenvolvimento e em grupos populacionais desfavorecidos a nível mundial.[1]

O stress, resultante da exclusão social e do fraco apoio social, pode ter efeitos imunossupressores, tal como a exposição prolongada a estímulos ou agentes patogénicos. A falta de sensibilização para a saúde oral e as atitudes influenciam a prática dos autocuidados e podem impedir as visitas ao dentista. As pessoas com recursos económicos limitados podem não conseguir pagar os cuidados dentários, em especial os cuidados preventivos e o tratamento no início precoce da doença.[1]

A pobreza é a pior forma de violência."-Mahatma Gandhi. A distribuição do rendimento, de bens e serviços é frequentemente ignorada quando se consideram os resultados em matéria de saúde. As estruturas sociais e económicas desempenham um papel fundamental no estado de saúde.[28] As pessoas entram e saem da pobreza durante as suas vidas, pelo que o número de pessoas que experimentam a pobreza e a exclusão social durante a sua vida é muito superior ao número atual de pessoas socialmente excluídas.[3] A melhoria da saúde traduz-se numa maior riqueza e produtividade distribuídas de forma mais equitativa.[20] Assim, as ligações entre a pobreza e a saúde têm de ser compreendidas num quadro mais amplo de determinantes sociais.[12]

STRESS, TRABALHO E DESEMPREGO

A investigação médica e dentária tem documentado a necessidade de compreender e decifrar o papel dos factores psicológicos e sociais na saúde e na saúde oral[26]. O impacto do ambiente social na saúde é mediado por factores biológicos e psicológicos. Os factores de risco psicossociais mais importantes para a saúde precária nas populações modernas podem ser agrupados em estatuto social inferior, redes sociais fracas e tensão e stress no trabalho no início e no fim da vida[2].

STRESS

As circunstâncias stressantes, que fazem com que as pessoas se sintam preocupadas, ansiosas e incapazes de lidar com a situação, são prejudiciais para a saúde e podem levar à morte prematura.[3]

As circunstâncias sociais e psicológicas podem causar stress a longo prazo. A ansiedade contínua, a insegurança, a baixa autoestima, o isolamento social e a falta de controlo sobre o trabalho e a vida doméstica têm efeitos poderosos na saúde. Períodos prolongados de ansiedade e insegurança e a falta de amizades que os apoiem são prejudiciais em qualquer área da vida em que surjam. Mas se as pessoas se sentirem tensas com demasiada frequência ou se a tensão se prolongar por muito tempo, tornam-se mais vulneráveis a uma vasta gama de doenças, incluindo infecções, diabetes, hipertensão arterial, ataque cardíaco, acidente vascular cerebral, depressão e agressão.[3]

Foram apresentadas várias explicações plausíveis para as associações entre o sofrimento psicológico e a saúde oral (mais especificamente a saúde periodontal). Um impacto fisiopatológico direto na resistência do hospedeiro, afectando o sistema imunitário, foi sugerido . A angústia surge quando os recursos insuficientes ou inadequados para lidar com a situação prejudicam a capacidade de um comportamento saudável e, assim, podem exacerbar estilos de vida conhecidos por potenciar a doença periodontal, como a negligência da higiene oral, alterações na dieta e aumento do tabagismo.[26]

Na saúde oral, o stress pode estar ligado a problemas nas articulações dos maxilares (por exemplo, desordem da articulação temporo-mandibular) e a doenças destrutivas das gengivas.[1] Algumas evidências sugerem que o stress associado a recessões económicas pode afetar a utilização de cuidados dentários preventivos.[29] Consequentemente, tornou-se evidente uma mudança de foco para os determinantes psicossociais da cárie dentária e da doença periodontal. Diversas medidas de angústia, como a tensão financeira, a ansiedade, o stress e a depressão são indicadores de risco significativos para a doença periodontal.

A perceção de stress e as experiências stressantes estão relacionadas com uma maior experiência de cárie. Explicações concebíveis para a associação entre o stress psicológico e a cárie dentária podem envolver o papel intermediário do fluxo e da composição salivar. A saliva tem sido claramente implicada como estando independentemente relacionada tanto com o stress psicológico como com a cárie dentária.[26] Assim, o stress é um importante determinante psicossocial da saúde geral e oral.

TRABALHO

O stress no local de trabalho aumenta o risco de doença. As pessoas que têm mais controlo sobre o seu trabalho têm melhor saúde.[3]

Em geral, ter um emprego é melhor para a saúde do que não ter emprego. Mas a organização social do trabalho, os estilos de gestão e as relações sociais no local de trabalho são todos importantes para a saúde. Os dados mostram que o stress no trabalho desempenha um papel importante na contribuição para as grandes diferenças de estatuto social em termos de saúde, absentismo por doença e morte prematura. Os empregos com elevada exigência e pouco controlo implicam um risco especial. Algumas provas indicam que o apoio social no local de trabalho pode ser protetor.[3]

Além disso, verificou-se que o facto de receber recompensas inadequadas pelo esforço realizado no trabalho está associado a um maior risco cardiovascular. As recompensas podem assumir a forma de dinheiro, estatuto e autoestima. Estes resultados mostram que o ambiente psicossocial no trabalho é um importante fator determinante da saúde e contribui para o gradiente social de problemas de saúde.[3]

Existe uma associação entre o controlo do tempo de trabalho e a saúde, bem como a saúde oral, e entre o controlo do tempo de trabalho e o comportamento tabágico. Quanto menor for o controlo do tempo de trabalho, maior é a proporção de fumadores. Existe uma boa relação entre as caraterísticas do trabalho e o comportamento de limpeza dos dentes. A elevada flexibilidade do horário de trabalho está relacionada com o padrão (elevada frequência de limpeza dos dentes), a estrutura (utilização de mais auxiliares de limpeza dos dentes) e o desempenho (níveis mais baixos de placa dentária) da limpeza dos dentes. Aqueles que têm horários de trabalho mais flexíveis limpam os dentes com mais frequência e de forma mais eficaz. Assim, a organização do trabalho desempenha um papel importante no comportamento de limpeza dos dentes.[2]

DESEMPREGO

A segurança no emprego aumenta a saúde, o bem-estar e a satisfação profissional. Taxas de desemprego mais elevadas provocam mais doenças e mortes prematuras.[3]

O desemprego põe em risco a saúde, e esse risco é maior nas regiões onde o desemprego é generalizado. Os efeitos do desemprego na saúde estão ligados tanto às suas consequências psicológicas como aos problemas financeiros que acarreta.[3] Os efeitos na saúde começam quando as pessoas sentem que os seus empregos estão ameaçados, mesmo antes de ficarem efetivamente desempregadas. Este facto demonstra que a ansiedade face à insegurança é também prejudicial para a saúde. Durante a década de 1990, as mudanças nas economias e nos mercados de trabalho de muitos países industrializados

Os países de origem aumentaram os sentimentos de insegurança no emprego. À medida que a insegurança no emprego se prolonga, actua como um fator de stress crónico cujos efeitos aumentam com a duração da exposição; aumenta o absentismo por doença e o recurso aos serviços de saúde. Uma vez que os empregos muito insatisfatórios ou inseguros podem ser tão prejudiciais como o desemprego, o simples facto de ter um emprego nem sempre protege a saúde física e mental, pelo que a qualidade do emprego também é importante.[3]

O capital social e as redes sociais poderiam melhorar a saúde da comunidade, aliviando os níveis de stress causados por problemas emocionais e comportamentais, que podem desempenhar um papel importante na saúde em geral e nas lesões dentárias em particular.[30] É encontrada uma associação significativa entre a periodontite e o desemprego. Os pacientes com estratégias inadequadas de comportamento perante o stress (defensive coping) apresentam maior risco de doenças periodontais graves. O stress financeiro está significativamente associado a uma maior perda de inserção e perda de osso alveolar[2]. Assim, o emprego é o conhecido determinante psicossocial da saúde geral e oral[31].

A migração evoca tensões culturais únicas, incluindo a separação de sistemas de apoio social anteriores, disparidades entre níveis sociais, profissionais e económicos, aumento da incidência de depressão, tristeza, luto, falta de autoconfiança, ansiedade, crises pessoais e familiares, baixa utilização de serviços de saúde e comportamentos de saúde desfavoráveis.[26] As doenças periodontais estão relacionadas com vários factores no ambiente psicossocial, como a exigência mental relacionada com o trabalho, baixos níveis de qualidade conjugal, acontecimentos de vida negativos e estar desempregado. Circunstâncias de vida stressantes e eventos de mudança de vida, como o luto ou o divórcio, o stress académico ou a mudança de estatuto profissional, afectam os níveis e a atividade das células assassinas e das células T supressoras citotóxicas.[2]

Verifica-se que a experiência subjectiva e as emoções geram stress, o qual, se for crónico, pode desencadear processos fisiopatológicos subjacentes que influenciam o bem-estar físico e mental. Assim, a falta de controlo sobre a vida doméstica e profissional, a exclusão social, a insegurança, a baixa autoestima e o fraco apoio social podem resultar em stress a longo prazo, que é diretamente prejudicial para a saúde.[1]

INÍCIO DA VIDA E ACESSO AOS CUIDADOS DE SAÚDE

VIDA ORIENTADA

O impacto na saúde do desenvolvimento e da educação precoce prolonga-se por toda a vida.[3]

Os determinantes sociais da saúde são recursos que melhoram a vida, como o abastecimento alimentar, a habitação, as relações económicas e sociais, os transportes, a educação e os cuidados de saúde, cuja distribuição pelas populações determina efetivamente a duração e a qualidade da vida. Embora se considere que a falta destes recursos que melhoram a vida é a causa principal das disparidades na saúde, os determinantes sociais não têm sido historicamente utilizados para explicar as lacunas nos resultados da primeira infância.[32] A investigação observacional e os estudos de intervenção mostram que os alicerces da saúde dos adultos são lançados na primeira infância e antes do nascimento. O crescimento lento e o fraco apoio emocional aumentam o risco de problemas de saúde física ao longo da vida e reduzem o funcionamento físico, cognitivo e emocional na idade adulta.[3]

A exposição a factores de risco durante os primeiros anos de vida, através de circunstâncias sociais, culturais e ambientais adversas, pode ter um impacto ao longo da vida sobre a saúde, incluindo a saúde oral.[1] As alterações nas vantagens ou desvantagens socioeconómicas estão associadas a diferentes níveis de saúde oral na idade adulta.[15] Os comportamentos indesejáveis de saúde oral adoptados nos primeiros anos, que podem ser moldados pela experiência dentária, são susceptíveis de ser mantidos ao longo da vida e, juntamente com os efeitos cumulativos da exposição a factores de risco em períodos sensíveis do desenvolvimento, podem levar a resultados de saúde oral pobres na vida adulta. Assim, os comportamentos e estilos de vida saudáveis desenvolvidos numa idade jovem são mais sustentáveis.[1]

As más condições durante a gravidez podem conduzir a um desenvolvimento fetal inferior ao ótimo através de uma cadeia que pode incluir deficiências nutricionais durante a gravidez, stress materno, uma maior probabilidade de a mãe fumar e consumir drogas e álcool de forma abusiva, exercício insuficiente e cuidados pré-natais inadequados. Um desenvolvimento fetal deficiente constitui um risco para a saúde numa fase posterior da vida.[3]

Os primeiros anos de vida marcam um período de rápido desenvolvimento e de mudança alimentar, uma vez que as crianças passam de uma dieta exclusivamente láctea para uma dieta adulta modificada. O leite humano foi identificado como o alimento ideal para os bebés e é recomendado durante o primeiro ano de vida. Embora o leite humano contenha açúcar, uma análise de um subconjunto de crianças entre os 2 e os 5 anos de idade do inquérito NHANES 1999-2004 concluiu que não havia provas de que o aleitamento materno ou a sua duração *per se* estivessem independentemente associados a um risco acrescido de Cárie Precoce da Infância (CPE). Outros investigadores confirmaram estes resultados e identificaram a alimentação com garrafas de leite durante a noite (em que o líquido açucarado permanece em contacto com a dentição em desenvolvimento) como o fator determinante mais significativo da CCE.[33]

Surpreendentemente, mesmo com a existência de modalidades preventivas eficazes, os progressos no sentido de reduzir a cárie infantil têm sido escassos nos últimos anos. A prevalência e a gravidade da cárie dentária infantil estão ligadas ao estatuto socioeconómico em todos os grupos etários. No seio das famílias, as normas culturais tradicionais, bem como o estatuto socioeconómico (SES), ajudam a moldar as atitudes em relação ao peso corporal e aos comportamentos alimentares associados à CCE. Para aumentar o peso de um bebé, as mães com baixos rendimentos podem adicionar cereais à fórmula ou alimentar o bebé com mais frequência, estabelecendo padrões alimentares futuros. Os alimentos e bebidas fornecidos numa base regular, frequente e contínua aumentam o risco de CCE e obesidade.[33]

Além disso, ambientes socioeconómicos prejudiciais durante a infância, tais como os associados a baixos níveis de educação materna, desnutrição e acesso deficiente ao pré-escolar, estão associados a elevados níveis de cárie dentária na dentição decídua, o preditor mais eficaz do risco de cárie nos dentes permanentes.[32] A abordagem do curso de vida demonstra como os factores psicológicos e sociais no início da vida e ao longo do curso de vida afectam a suscetibilidade geral às doenças periodontais. Fornece informações sobre os efeitos de várias condições materiais adversas ou do stress psicossocial associado à posição socioeconómica, que variam consoante o tempo e a duração da exposição.[2]

O estatuto profissional dos pais está associado à doença e ao risco de doença nos seus descendentes. A posição social no início da vida é um fator determinante dos factores de risco comportamentais e psicossociais na idade adulta, como o tabagismo, a limpeza e o mau bem-estar psicológico.[2] O risco de má saúde oral na idade adulta tem sido associado ao estatuto socioeconómico na infância.[34] A exposição ao stress em períodos críticos da vida altera os sistemas hormonal e imunitário dos indivíduos. No período pós-natal, a morte ou o divórcio dos pais, a fraca ligação e os conflitos domésticos estão todos relacionados com uma pior saúde na vida adulta.[2]

Assim, as experiências da primeira infância constituem a base do curso de vida e os determinantes sociais da saúde, bem como as disparidades de saúde daí resultantes, devem ser reconhecidos e tratados o mais cedo possível no curso de vida. A fim de maximizar o impacto das políticas e intervenções relacionadas com os determinantes sociais, é fundamental concentrarmo-nos na primeira infância. [32]

ACESSO AOS CUIDADOS DE SAÚDE

As crianças de famílias com baixos rendimentos e de minorias têm piores resultados em termos de saúde oral, menos consultas dentárias e menos selantes

protectores.[35]

No passado, a investigação médica demonstrou que os doentes provenientes de meios desfavorecidos recebiam cuidados de saúde qualitativa e quantitativamente diferentes dos dos seus congéneres mais abastados. Os pacientes de meios desfavorecidos tiveram consultas mais curtas com o seu médico e têm menos probabilidades de serem encaminhados para um especialista.[22] As crianças com baixos rendimentos e pertencentes a minorias, bem como as que têm necessidades especiais de cuidados de saúde, correm um maior risco de acesso inadequado e de saúde oral deficiente.[35] É provável que o facto de os adultos mais pobres terem menos probabilidades do que os mais abastados de fazerem consultas dentárias regulares se explique pelos custos e pelas barreiras estruturais aos cuidados dentários.[18] Especificamente, a resolução dos problemas de saúde oral e de acesso das crianças pobres e pertencentes a minorias exige a compreensão da complexa interação dos determinantes médicos, económicos e sociais da saúde.[35]

O acesso aos serviços de cuidados dentários e à saúde oral pode ser um dos reflexos mais óbvios das condições socioeconómicas. A falta de acesso aos serviços de cuidados dentários tem, por si só, consequências mais negativas para a saúde oral do que a desvantagem socioeconómica. O acesso insuficiente aos serviços de cuidados dentários parece ser uma das principais explicações para a saúde oral deficiente entre os adultos socialmente desfavorecidos, e exige intervenções urgentes de saúde pública a nível nacional para aumentar o acesso aos serviços de cuidados dentários. O acesso equitativo aos serviços de cuidados dentários pode ser uma forma eficaz de reduzir as diferenças socioeconómicas globais na saúde.[6]

A cárie dentária, o tipo mais prevalente de doença oral, ocorre mais frequentemente em crianças desfavorecidas do que noutras. As crenças e as percepções sobre a saúde oral são barreiras individuais importantes. Os resultados sugerem que os factores psicossociais, juntamente com o estado de saúde dentária, podem atuar como determinantes do acesso das crianças aos serviços dentários.[36, 37]

Tanto o sistema educacional público quanto o programa de atenção primária à saúde parecem ser determinantes protetores do acesso das crianças de baixa renda ao atendimento odontológico. Para além do apoio social, a ausência de perceção de necessidade é um importante fator de previsão de nunca ter ido ao dentista. As crianças cuja mãe ou cuidador não referiu qualquer necessidade de cuidados dentários têm maiores probabilidades de não terem tido visitas ao dentista. Assim, é necessário desenvolver actividades educativas e preventivas inclusivas nas áreas de trabalho, especificamente orientadas para as crianças pequenas e os seus pais.[37]

4.4 . CONTEXTO SOCIOECONÓMICO E POSIÇÃO

O estatuto socioeconómico (SES) é uma construção social central na maioria das sociedades. No entanto, só recentemente foi efectuada uma investigação rigorosa da associação entre o NSE e a saúde. Compreender esta relação pode ajudar a revelar áreas importantes para a intervenção na saúde, a medição epidemiológica e as políticas públicas.[38] A posição social exerce uma influência poderosa na saúde das pessoas nas sociedades.[1] O efeito da posição socioeconómica na ocorrência e gravidade da doença não se restringe a indivíduos e grupos caracterizados por privação absoluta ou pobreza, mas manifesta-se a todos os níveis da hierarquia social, gerando o que é conhecido como gradiente social na saúde.[16]

Na saúde dentária, o estatuto socioeconómico tem sido reconhecido há anos como um dos principais factores de desigualdade. Um conjunto substancial de literatura científica de muitos países tem demonstrado que a saúde oral dos grupos com estatuto socioeconómico mais baixo é pior do que a dos seus homólogos com estatuto socioeconómico mais elevado. Apesar de melhorias globais significativas na saúde oral nas últimas décadas em todo o mundo desenvolvido, as desigualdades sociais na saúde oral mantiveram-se mesmo em países com sistemas de cuidados de saúde dentários bem desenvolvidos[16].

O rendimento, a ocupação e a educação são os principais componentes da maioria das medidas de posição socioeconómica e estão positivamente correlacionados com o estado de saúde.[16] É importante, no entanto, examinar simultaneamente múltiplos indicadores de posição socioeconómica, se se quiser compreender o seu impacto combinado e, assim, fornecer descrições mais completas das desigualdades sociais.[39] Assim, os indicadores de diferenciação social não devem ser considerados como permutáveis. Devem ser examinados em combinação, porque cada um deles aponta para aspetos específicos da diferenciação social.[40]

A educação é um dos indicadores mais utilizados da posição socioeconómica, dado que é fácil de medir, aplicável a indivíduos dentro e fora da força de trabalho e estável ao longo da vida.[39] A educação é uma medida do conhecimento, da capacidade de transformar o conhecimento em ação, da flexibilidade mental, bem como da capacidade de procurar soluções adequadas para os problemas. Isto deverá implicar diferenças na perceção do controlo sobre a própria vida, bem como nas oportunidades de exercer influência sobre as decisões. Além disso, a educação tem uma função de colocação para posições profissionais e para o rendimento, embora as relações sejam bastante probabilísticas.[40]

A posição profissional não está apenas relacionada com a ocorrência de riscos para a saúde, mas também com variações de controlo sobre o local de trabalho e diferentes estruturas de recompensa. Está demonstrado que a estrutura do trabalho modifica aspectos da personalidade, incluindo o grau de flexibilidade mental, os hábitos quotidianos, os padrões de comportamento e o sentido de controlo. O rendimento determina as condições materiais de vida, incluindo as oportunidades de adotar estilos de vida saudáveis. Pode abrir oportunidades para a realização de objectivos importantes e facilita o controlo de acontecimentos potencialmente ameaçadores. Para além da sua relevância material, o rendimento é um indicador de sucesso e está relacionado com o bem-estar e a saúde.[40]

Em alguns países em desenvolvimento, a propriedade da terra, a posse de gado, a posse de bens de consumo duráveis, como sapatos e televisores, o tipo de escola frequentada e o número de raparigas casáveis na família (riqueza nupcial) podem refletir o estatuto económico, que por sua vez tem um impacto na posição social.[1] Entende-se que o SES está numa interação complexa com outros determinantes da saúde, como conhecimentos e crenças, comportamentos e factores biomédicos.[38] A baixa escolaridade pode resultar num comportamento preventivo insuficiente devido à falta de conhecimentos e o baixo rendimento pode privar os indivíduos dos meios necessários para adoptarem uma vida saudável. Assim, os custos podem impedir os indivíduos de utilizar regularmente os serviços de saúde e, para a categoria de rendimento mais baixo, até a higiene oral quotidiana pode tornar-se dispendiosa, o que pode resultar na compra de material de menor qualidade.[40]

A cárie dentária continua a ser um problema importante para os grupos desfavorecidos, com 80% da cárie dentária a ocorrer entre 20% da população desfavorecida - o chamado fenómeno 80:20. Relativamente às doenças das gengivas, existem diferenças entre os países industrializados e os países em desenvolvimento, provavelmente devido a níveis variáveis de práticas de higiene oral que podem ser influenciadas pela disponibilidade de recursos. Mais uma vez, as pessoas desfavorecidas têm maior probabilidade de sofrer de doença periodontal e de outros factores de risco, como o tabagismo, o stress e os factores genéticos. No Sudeste Asiático, o cancro oral está entre os três tipos de cancro mais comuns. As pessoas desfavorecidas correm um risco mais elevado, especialmente nos países em desenvolvimento, onde os recursos de saúde são escassos.[1]

Nos países com rendimentos altos, médios e baixos, as taxas de tabagismo são mais elevadas entre os indivíduos com uma posição socioeconómica baixa. Foi demonstrado que as taxas de consumo de cigarros aumentam com o aumento da escolaridade. Na Índia, devido ao seu baixo custo, os bidis são mais frequentemente fumados do que os cigarros por indivíduos de posição socioeconómica mais baixa; por sua vez, os cigarros são mais frequentemente consumidos entre aqueles com maiores recursos financeiros. Provas recentes documentam o mesmo gradiente socioeconómico do consumo de tabaco na Índia; verificou-se que o consumo de tabaco é mais elevado entre os indivíduos com níveis de educação mais baixos, de casta inferior e com padrões de vida mais baixos.[39]

Em particular, foi demonstrado que a frequência regular e frequente de consultas dentárias está associada a uma melhor saúde oral e é mais comum entre indivíduos com um estatuto socioeconómico mais elevado, e *vice-versa* [41]. Assim, as pessoas do grupo com rendimentos mais baixos não fazem visitas profilácticas a um dentista, o que lhes dá um comportamento de saúde dentária mais pobre. Os cuidados dentários não têm grande prioridade na Índia porque as consequências do seu adiamento são geralmente menos graves e menos dispendiosas do que as consequências do adiamento da maioria dos tratamentos médicos [16].

As medidas destinadas a reduzir as desigualdades em matéria de saúde oral na Índia continuam a ser um importante desafio em matéria de saúde pública dentária.[16] As desigualdades sociais em matéria de saúde oral estão bem documentadas na literatura científica dentária, fornecendo numerosas provas de que a saúde oral dos grupos de estatuto socioeconómico inferior (SES) é pior do que a dos seus homólogos de estatuto socioeconómico superior.[15] Assim, só é possível desenvolver medidas eficazes para combater as desigualdades em matéria de saúde oral quando as causas subjacentes ao problema forem identificadas e compreendidas.[16]

4.5 EXPOSIÇÃO DIFERENCIAL

ALIMENTOS

Uma vez que as forças do mercado global controlam o abastecimento alimentar, a alimentação saudável é uma questão política.[3]

O que as pessoas comem é afetado por muitas variáveis complexas, incluindo o estatuto socioeconómico, o custo dos alimentos, a industrialização da agricultura, a localização dos pontos de venda de alimentos e os efeitos da publicidade e do marketing. A industrialização da agricultura teve um impacto nos mercados alimentares e levou a uma maior disponibilidade de alimentos mais processados e estáveis nas prateleiras em todo o país.[33] Uma boa dieta e um abastecimento alimentar adequado são fundamentais para promover a saúde e o bem-estar. Assim, a importante questão de saúde pública é a disponibilidade e o custo de alimentos saudáveis e nutritivos.[3]

A saúde oral tem sido frequentemente vista de forma isolada do resto do corpo e da saúde geral. No entanto, a medicina dentária moderna coloca uma maior ênfase na prevenção de doenças e reconhece a importância da inter-relação entre a saúde dos dentes e dos tecidos orais e a saúde geral do corpo. Está bem estabelecido que uma boa dieta é essencial para o desenvolvimento e manutenção de dentes saudáveis, mas dentes saudáveis são importantes para permitir o consumo de uma dieta variada e saudável ao longo do ciclo de vida[42].

A oferta inadequada de alimentos e a falta de variedade podem levar à subnutrição. Os pobres são menos capazes de se alimentar de forma saudável e recorrem frequentemente a alimentos transformados com elevado teor de gordura, sal e açúcares. Uma má nutrição pode comprometer o sistema imunitário do organismo, dificultando a luta contra as infecções. Assim, uma dieta equilibrada é essencial para a saúde.[1] A subnutrição (nutrição insuficiente ou excessiva) nas crianças é frequentemente uma consequência de práticas inadequadas de alimentação dos bebés e das crianças e de comportamentos alimentares associados a um acesso limitado a alimentos frescos e ricos em nutrientes, em substituição de alimentos açucarados e gordos de baixo custo e pobres em nutrientes. Em particular, foi estabelecida uma relação entre a desnutrição das crianças, as práticas inadequadas de alimentação infantil e o consumo excessivo de açúcar e as primeiras crises de choro na infância (CCE).[33] O consumo excessivo de (também uma forma de desnutrição) contribui para as doenças cardiovasculares, a diabetes, o cancro, as doenças degenerativas dos olhos, a obesidade e as cáries dentárias. A pobreza alimentar existe lado a lado com a abundância alimentar.[3]

As pessoas com baixos rendimentos, como as famílias jovens, os idosos e os desempregados, são as que têm menos possibilidades de se alimentar bem.[2] Relatórios recentes sublinharam a importância dos determinantes sociais da doença, argumentando que os factores de risco comportamentais individuais, como a ingestão de refeições ligeiras, a má higiene oral, a falta de exposição ao flúor e a não frequência de consultas dentárias, são praticados no contexto da família e do contexto socioambiental mais vasto.[8]

A dieta é um fator etiológico importante para a cárie dentária e a erosão do esmalte, e o estado nutricional tem impacto no desenvolvimento dos dentes e na resistência do hospedeiro a muitas doenças orais, incluindo doenças periodontais e cancro oral. A investigação demonstrou inequivocamente que os açúcares são o principal fator etiológico da cárie dentária. O consumo de água fluoretada, associado a uma redução da ingestão de açúcares extrínsecos não lácteos, é um meio eficaz de prevenção da cárie.[42]

As pessoas desfavorecidas têm menos probabilidades de visitar um dentista, se disponível, e têm frequentemente hábitos pouco saudáveis, ou conhecimentos e atitudes em relação à saúde oral. Assim, uma saúde oral deficiente pode ameaçar a segurança no emprego e a produtividade económica, o que, por sua vez, pode exacerbar circunstâncias sociais, psicológicas e económicas adversas, resultando numa espiral descendente que prejudica ainda mais a saúde e as condições sociais e económicas, resultando num gradiente social na qualidade da dieta que contribui para as desigualdades na saúde.[3, 8]

ESTILO DE VIDA

A obtenção de uma saúde óptima exige a adoção de estilos de vida saudáveis[35].

O termo "estilo de vida" é um conceito difuso frequentemente utilizado para designar a forma como as pessoas vivem, reflectindo toda uma série de valores, atitudes e actividades sociais. Os estilos de vida são aprendidos através da interação social com os pais, grupos de pares, amigos e irmãos e através da escola e dos meios de comunicação social. A saúde exige a promoção de um estilo de vida saudável. Muitos dos problemas de saúde actuais, especialmente nos países em desenvolvimento, estão associados a mudanças de estilo de vida.[35]

As condições de vida, o trabalho e o estilo de vida têm um impacto profundo na saúde e no bem-estar. As pessoas das comunidades desfavorecidas têm mais probabilidades de viver em habitações inadequadas, de exercer profissões de maior risco em ambientes poluídos e perigosos, de dispor de menos recursos para assegurar as necessidades de saúde e de enfrentar mais obstáculos às escolhas de estilos de vida saudáveis.[1]

Comportamentos como o tabagismo, o exercício físico, a atividade na vida quotidiana, o consumo de álcool, a dieta, as práticas de autocuidado, os contactos sociais e o estilo de trabalho são factores importantes que contribuem para o estado de saúde da população e para as variações de problemas de saúde com a idade. O estilo de vida tem sido associado à saúde oral, especificamente à cárie dentária, à doença periodontal, ao número de dentes e à desdentação.[35] Nos países em desenvolvimento, como a Índia, onde os estilos de vida tradicionais ainda persistem, os riscos de doença e morte estão relacionados com a falta de saneamento, a má nutrição, a higiene pessoal, os hábitos humanos elementares, os costumes e os padrões culturais. É de notar que nem todos os factores relacionados com o estilo de vida são prejudiciais. Há muitos que podem efetivamente promover a saúde. São exemplos a alimentação adequada, o sono suficiente, a atividade física suficiente, etc.[35]

Os acidentes de viação são uma das dez principais causas de mortalidade e morbilidade em todo o mundo, particularmente em países de baixo e médio rendimento, e é provável que o peso da perda de dentes devido a esses acidentes seja substancial. Juntamente com outras causas, como quedas e lesões resultantes de violência e bullying, o trauma nos dentes e noutros tecidos orofaciais é um problema significativo de saúde oral com consequências para toda a vida.[1]O fraco apoio social e familiar pode levar a um estilo de vida que pode não ser propício à saúde oral.[1]Assim, em suma, a obtenção de uma saúde óptima exige a adoção de estilos de vida saudáveis.[35]

ADICÇÃO

Os indivíduos recorrem ao álcool, às drogas e ao tabaco e sofrem com o seu consumo, mas este é influenciado pelo contexto social mais alargado.[3]

O consumo de drogas é simultaneamente uma resposta à desagregação social e um importante fator de agravamento das desigualdades em matéria de saúde daí resultantes. Oferece aos consumidores uma miragem de fuga à adversidade e ao stress, mas só agrava os seus problemas. A dependência do álcool, o consumo de drogas ilícitas e o consumo de cigarros estão estreitamente associados a marcadores de desvantagem social e económica. As pessoas recorrem ao álcool para entorpecer a dor das duras condições económicas e sociais, e a dependência do álcool conduz a uma mobilidade social descendente.[3]

A ironia é que, para além de uma libertação temporária da realidade, o álcool intensifica os factores que levaram ao seu consumo. O mesmo acontece com o tabaco.

A privação social - quer seja medida pela falta de habitação, baixos rendimentos, monoparentalidade, desemprego ou falta de abrigo - está associada a elevadas taxas de consumo de tabaco e a taxas muito baixas de abandono do vício. O tabagismo é um grande sorvedouro dos rendimentos das pessoas pobres e uma enorme causa de problemas de saúde e de morte prematura. Mas a nicotina não proporciona um verdadeiro alívio do stress ou uma melhoria do humor.[3]

Prevê-se que o consumo de tabaco nos países de baixo rendimento e de rendimento médio contribua para uma parte crescente do peso global da doença nas próximas décadas.[3] A resolução deste problema crescente de saúde pública exige que se preste atenção às disparidades sociais crescentes nos padrões de consumo de tabaco.[39]

O desemprego é um fator de previsão particularmente forte do consumo de tabaco. Além disso, o desemprego está fortemente associado ao consumo de bidi entre os homens. O desemprego é um indicador de maior desvantagem económica e factores de stress associados, tais como más condições de habitação, necessidades alimentares não satisfeitas e potencial falta de ligação social.[39]

Os dados disponíveis mostram que os factores de risco importantes para as doenças periodontais estão relacionados com uma má higiene oral, o consumo de tabaco, o consumo excessivo de álcool e o stress. O tabaco e o álcool são considerados os principais factores de risco para o cancro oral. Estudos demonstraram que o consumo excessivo de bebidas alcoólicas está associado a uma deficiência de nutrientes, que parece contribuir de forma independente para a carcinogénese oral.[8]

Para reduzir o risco de cancro oral, é também importante ter uma dieta equilibrada e saudável com muita fruta e legumes, evitar o consumo de tabaco e de álcool em excesso, limitar a exposição ao sol e proteger os lábios da exposição excessiva. No entanto, em muitos países, as crianças e os adolescentes estão a desenvolver cada vez mais o hábito de consumir tabaco, sob a forma de cigarros ou de tabaco sem combustão. A exposição ao tabagismo passivo é também um motivo de preocupação[1].

Assim, a Convenção-Quadro para o Controlo do Tabaco da Organização Mundial de Saúde sublinha a importância dos esforços de controlo do tabaco nos países em desenvolvimento como parte de uma estratégia mundial para reduzir as consequências sanitárias, económicas e sociais do consumo de tabaco.[3] A resolução deste problema crescente de saúde pública exige que se preste atenção às crescentes disparidades sociais nos padrões de consumo de tabaco.[39]

CAPÍTULO 5

IMPLEMENTAÇÃO E INTERVENÇÕES

IMPLEMENTAÇÃO

Os relatórios da OMS sobre "Equidade, determinantes sociais e programas de saúde pública" destacam várias acções relevantes para reduzir o fosso entre ricos e pobres. São sugeridas intervenções em matéria de saúde oral para cada nível de análise, ou seja, o contexto socioeconómico, a exposição diferencial, a vulnerabilidade diferencial, os resultados diferenciais dos cuidados de saúde e as consequências diferenciais.[8]

É necessário promover a mudança social e exercer pressão no sentido do desenvolvimento de políticas para combater a desigualdade na distribuição de recursos e oportunidades entre países e no interior dos mesmos. Acima de tudo, é essencial defender a saúde oral e interagir com os decisores políticos, as autoridades sanitárias e os administradores de saúde pública. É imperativo que os decisores políticos desenvolvam políticas equitativas para a saúde oral, que assegurem a criação de cuidados de saúde oral financeiramente justos e que trabalhem para a cobertura universal dos cuidados de saúde oral, tal como salientado pela abordagem dos cuidados de saúde primários (CSP) da OMS. A nível mundial, o reforço dos sistemas de saúde oral e dos CSP deve envolver a promoção da saúde e a prevenção das doenças. As abordagens multidisciplinares e o trabalho em prol da saúde em todos os sectores são princípios cruciais.[8]

Tanto as intervenções comunitárias como as individuais precisam de ser adaptadas para se conseguir um enfoque preventivo mais equitativo e centrado no indivíduo e reduzir qualquer gradiente social na saúde. Os principais desafios do futuro consistirão em traduzir os conhecimentos e as experiências em

prevenção das doenças orais e promoção da saúde em programas de ação. A comunidade internacional de investigação no domínio da saúde oral tem de se empenhar mais na criação de capacidades de investigação e no reforço do trabalho, de modo a que a investigação seja reconhecida como a base da política de saúde oral a nível mundial.[7]

A OMS sublinha que a investigação no domínio da saúde oral deve abordar melhor os seguintes elementos

- Determinantes sociais da saúde oral, factores estruturais da sociedade - "causas das causas".
- Factores de risco modificáveis para a saúde oral e as doenças crónicas, nomeadamente o papel da dieta, da nutrição, do consumo de tabaco, do consumo nocivo de álcool e da higiene pessoal.
- Inter-relações entre saúde oral - saúde geral - qualidade de vida.
- Factores sócio-comportamentais nas lesões orais relacionadas com o VIH/SIDA.
- Factores de risco social no traumatismo oro-dentário, particularmente nos países em desenvolvimento.
- Evidências para actividades de promoção da saúde oral e sua incorporação na prática de saúde pública.
- Investigação sobre a eficácia dos programas de intervenção em saúde pública na redução das desigualdades sociais em matéria de saúde oral.
- Investigação sobre sistemas de saúde para orientação dos sistemas de saúde oral no sentido da promoção da saúde e da prevenção de doenças.
- Tradução da ciência da saúde oral para a prática.
- Colmatar o défice de implementação - aplicação da investigação em saúde oral.

Há uma necessidade urgente de sensibilizar para o impacto dos determinantes sociais nos resultados da saúde oral e na qualidade de vida das populações. Para reduzir as desigualdades em matéria de saúde oral, é necessário tomar medidas para abordar os determinantes subjacentes da saúde oral através da aplicação de políticas e intervenções de saúde oral eficazes e adequadas. As intervenções inadequadas podem, de facto, aumentar as desigualdades sociais.[8]

Devem ser desenvolvidas intervenções para promover e facilitar melhorias sustentáveis a longo prazo no domínio da saúde oral. As iniciativas no domínio da saúde oral devem estar ligadas a programas de equidade mais amplos a nível internacional, nacional e local e devem maximizar as oportunidades de trabalhar eficazmente com todas as partes interessadas em todas as disciplinas e sectores, a fim de reduzir as desigualdades em termos de rendimento, emprego, ambiente, nível de instrução, habitação e outros factores que têm um grande impacto na saúde das pessoas. A economia global de mercado livre, a estabilidade política e o controlo da corrupção são também questões importantes.[1]

As abordagens que têm em conta os princípios da abordagem dos factores de risco comuns, , que promove o trabalho coordenado entre várias disciplinas, e a Carta de Otava para a Promoção da Saúde, podem ser promissoras. Assim, devem ser consideradas políticas que visem aumentar o nível geral de educação; encorajar a igualdade de oportunidades; melhorar a saúde das mães, dos bebés e das crianças; melhorar as prestações sociais e o emprego; ultrapassar as barreiras aos cuidados de saúde; promover a habitação a preços acessíveis; e proteger as minorias e os grupos vulneráveis da discriminação e da exclusão social.[1]

5.1 INTERVENÇÕES SOBRE OS RESULTADOS DIFERENCIADOS DOS CUIDADOS DE SAÚDE

Os serviços de saúde oral podem ser reorientados para aumentar a equidade, integrando a saúde oral nos cuidados de saúde gerais e nos programas de saúde nacionais ou comunitários, melhorando o acesso aos cuidados de saúde oral e reduzindo os obstáculos. As acções comunitárias podem ser reforçadas através de estratégias de desenvolvimento comunitário para promover a saúde oral nas comunidades mais desfavorecidas.[1]

A vida contém uma série de transições críticas: mudanças emocionais e materiais na primeira infância, a passagem do ensino primário para o secundário, a entrada no mercado de trabalho, a saída de casa e a constituição de uma família, a mudança de emprego e a eventualidade de um despedimento e, por fim, a reforma. Cada uma destas mudanças pode afetar a saúde, empurrando as pessoas para um caminho mais ou menos favorecido. Uma vez que as pessoas que foram desfavorecidas no passado correm maior risco em cada transição subsequente, as políticas de proteção social devem fornecer não só redes de segurança, mas também trampolins para compensar as desvantagens anteriores.[3]

Uma boa saúde implica a redução dos níveis de insucesso escolar, a redução da insegurança e do desemprego e a melhoria dos padrões de habitação.[3] As tendências sociais na Índia exigem o rejuvenescimento da visão do comité *de Bhore* e dos ideais de Alma Ata. É importante colocar em primeiro plano a abordagem dos cuidados de saúde primários para reorientar a questão do acesso universal aos pobres e aos desfavorecidos.[12]

5.2 INTERVENÇÕES SOBRE CONSEQUÊNCIAS DIFERENCIADAS

As intervenções que promovem o desenvolvimento de competências pessoais podem ser implementadas através de programas eficazes de promoção e educação para a saúde oral.[1.] Os serviços de saúde oral podem ser orientados para responder melhor às necessidades das pessoas desfavorecidas através da aplicação de cuidados de proximidade baseados na comunidade.[8] A prevenção das doenças orais e a promoção da saúde oral têm de ser integradas na prevenção das doenças crónicas e na promoção da saúde em geral, uma vez que os riscos para a saúde estão ligados. O risco individual e a suscetibilidade às doenças orais já não podem ser entendidos isoladamente, mas como parte de um conjunto complexo de influências que incluem caraterísticas individuais, familiares, comunitárias ou de vizinhança e factores do sistema de saúde.[7]

A qualidade de vida relacionada com a saúde oral (QVRSB) merece ser promovida no plano nacional de saúde oral para satisfazer as necessidades da população e obter os melhores benefícios dos recursos disponíveis. A OHRQoL pode medir a eficácia dos programas de saúde pública no domínio da medicina dentária, avaliando as necessidades de saúde oral das populações. O objetivo da saúde oral vai além da prevenção das doenças orais. A qualidade de vida relacionada com a saúde oral converge bem com a definição holística de saúde da Organização Mundial de Saúde, de 1948, como "completo bem-estar físico, mental e social e não apenas a ausência de doença"[(23)].

5.3 INTERVENÇÕES SOBRE A VULNERABILIDADE DIFERENCIAL

Na sequência das avaliações das necessidades, devem ser consideradas estratégias que visem determinados grupos de alto risco com necessidades complexas, juntamente com abordagens à população. Estas abordagens incluem o aumento da competência da mão de obra dentária, a melhoria do sistema de financiamento, a organização mais eficaz dos recursos da comunidade, a capacitação dos indivíduos e dos prestadores de cuidados e a promoção da defesa de causas.[3]

APOIO SOCIAL

- As experiências sugerem que boas relações sociais podem reduzir a resposta fisiológica ao stress. Estudos de intervenção demonstraram que a prestação de apoio social pode melhorar as taxas de recuperação dos doentes de várias doenças diferentes. Pode também melhorar os resultados da gravidez em grupos vulneráveis de mulheres.
- A redução das desigualdades sociais e económicas e a diminuição da exclusão social podem conduzir a uma maior coesão social e a melhores padrões de saúde.
- Melhorar o ambiente social nas escolas, no local de trabalho e na comunidade em geral, ajudará as pessoas a sentirem-se valorizadas e apoiadas em mais áreas das suas vidas e contribuirá para a sua saúde, especialmente a saúde mental.
- A conceção de instalações que incentivem o encontro e a interação social nas comunidades pode melhorar a saúde mental. Em todos os domínios da vida pessoal e institucional, devem ser evitadas as práticas que colocam algumas pessoas como socialmente inferiores ou menos valiosas, uma vez que são socialmente divisionistas.[3]
- É provável que o apoio social seja uma pista para saber quando ir ao dentista e pode até influenciar os tratamentos que recebem.[24] Nas comunidades onde residem

famílias imigrantes, os prestadores de serviços de saúde devem estar cientes de que o stress pós-imigração e a falta de apoio social são ambos potenciais factores de risco para uma saúde oral deficiente, o que sugere a necessidade de desenvolver serviços adequados em conjunto com os serviços de saúde pública e sociais.[26]

EXCLUSÃO SOCIAL E POBREZA

- Todos os cidadãos devem ser protegidos por garantias de rendimento mínimo, legislação sobre salários mínimos e acesso a serviços.

- São necessárias intervenções para reduzir a pobreza e a exclusão social, tanto a nível individual como a nível dos bairros.

- A legislação pode ajudar a proteger as minorias e os grupos vulneráveis da discriminação e da exclusão social.

- As políticas de saúde pública devem eliminar os obstáculos aos cuidados de saúde, aos serviços sociais e à habitação a preços acessíveis.

- As políticas do mercado de trabalho, da educação e do bem-estar das famílias devem ter por objetivo reduzir a estratificação social.[3]

- Para minimizar o sofrimento causado pela pobreza e pela falta de saúde, é necessário reconhecer a complexidade e adotar uma perspetiva como a epidemiologia holística, que pode desafiar as abordagens puramente tecnocêntricas para alcançar o estado de saúde[12].

STRESS

Embora uma resposta médica às alterações biológicas decorrentes do stress possa consistir em tentar controlá-las com medicamentos, a atenção deve centrar-se a montante, na redução das principais causas do stress crónico.

- Nas escolas, locais de trabalho e outras instituições, a qualidade do ambiente social e a segurança material são frequentemente tão importantes para a saúde como o ambiente físico. As instituições que podem dar às pessoas um sentimento de pertença, de participação e ser valorizado são provavelmente lugares mais saudáveis do que aqueles onde as pessoas se sentem excluídas, desconsideradas e usadas.

- Os governos devem reconhecer que os programas de assistência social têm de responder tanto às necessidades psicossociais como às necessidades materiais: ambas são fontes de ansiedade e insegurança. Em particular, os governos devem apoiar as famílias com crianças pequenas, encorajar a atividade comunitária, combater o isolamento social, reduzir a insegurança material e financeira e promover a capacidade de lidar com a situação na educação e na reabilitação.[3]

TRABALHO

- Não existe um compromisso entre saúde e produtividade no trabalho. A melhoria das condições de trabalho conduzirá a uma força de trabalho mais saudável, que conduzirá a uma maior produtividade e, por conseguinte, à oportunidade de criar um local de trabalho ainda mais saudável e produtivo.
- Um envolvimento adequado na tomada de decisões é suscetível de beneficiar os trabalhadores a todos os níveis de uma organização. Por conseguinte, devem ser desenvolvidos mecanismos que permitam às pessoas influenciar a conceção e a melhoria do seu ambiente de trabalho, permitindo-lhes assim ter mais controlo, maior variedade e mais oportunidades de desenvolvimento no trabalho.
- Uma boa gestão implica garantir recompensas adequadas - em termos de dinheiro, estatuto e autoestima - para todos os trabalhadores
- Para reduzir os encargos com as perturbações músculo-esqueléticas, os locais de trabalho devem ser ergonomicamente adequados.[3]

DESEMPREGO

A política deve ter três objectivos: prevenir o desemprego e a precariedade do emprego; reduzir as dificuldades sofridas pelos desempregados; e reintegrar as pessoas em empregos seguros.

- A gestão governamental da economia para reduzir os altos e baixos do ciclo económico pode dar um contributo importante para a segurança do emprego e a redução do desemprego.

- A limitação do horário de trabalho pode também ser benéfica quando procurada juntamente com a segurança e a satisfação no emprego.

- Para equipar as pessoas para o trabalho disponível, são importantes elevados padrões de educação e bons sistemas de reciclagem.

- Para as pessoas desempregadas, os subsídios de desemprego fixados numa proporção mais elevada dos salários são susceptíveis de ter um efeito protetor.

- As cooperativas de crédito podem ser benéficas, reduzindo as dívidas e aumentando as redes sociais.[3]

INÍCIO DA VIDA E ACESSO AOS SERVIÇOS DE SAÚDE

Estes riscos para a criança em desenvolvimento são significativamente maiores nas pessoas em situação socioeconómica desfavorável. As políticas para melhorar a saúde no início da vida e o acesso aos serviços de saúde devem ter por objetivo

- aumentar o nível geral de educação e proporcionar oportunidades iguais de acesso à educação, para melhorar a saúde das mães e dos bebés a longo prazo. É necessário estabelecer protocolos educativos para aconselhar as mulheres grávidas sobre as dietas e fornecer orientações sobre a alimentação dos bebés, salientando o valor do aleitamento materno e a necessidade de restringir a alimentação com biberão durante a noite para diminuir o risco de cáries.[33]

- proporcionar uma boa nutrição, educação sanitária e instalações de cuidados de saúde e preventivos, bem como recursos sociais e económicos adequados, antes da primeira gravidez, durante a gravidez e na infância, a fim de melhorar o crescimento e o desenvolvimento antes do nascimento e durante toda a infância, e reduzir o risco de doenças e de má nutrição na infância; e

- assegurar que as relações entre pais e filhos sejam apoiadas desde o nascimento, idealmente através de visitas domiciliárias e do incentivo a boas relações dos pais com as escolas, para aumentar o conhecimento dos pais sobre as necessidades emocionais e cognitivas das crianças, estimular o desenvolvimento cognitivo e o comportamento pró-social da criança e prevenir o abuso de crianças[3]

- o acesso aos cuidados de saúde tornou-se cada vez mais problemático para vastas camadas da população. É importante colocar a abordagem dos cuidados de saúde primários no centro das atenções, a fim de recentrar a questão do acesso universal às populações pobres e desfavorecidas. [12]
- São necessárias intervenções urgentes no domínio da saúde pública a nível nacional para aumentar o acesso equitativo aos serviços de cuidados dentários.[6]

5.4 INTERVENÇÕES SOBRE O CONTEXTO E A POSIÇÃO SOCIOECONÓMICA

A saúde oral deve fazer parte de políticas globais e nacionais que sejam justas e equitativas. A eliminação ou redução do imposto sobre os dentífricos com flúor nos países em desenvolvimento é suscetível de aumentar a disponibilidade. Outras políticas públicas importantes para a saúde oral incluem as políticas relativas aos alimentos, ao açúcar e ao tabagismo. A descoberta de que os preços podem influenciar positivamente a seleção de lanches saudáveis pelas crianças é promissora. A fim de abordar as desigualdades em matéria de saúde oral, é importante continuar a promover a mudança social e a exercer pressão no sentido do desenvolvimento de políticas para combater a distribuição desigual de recursos e oportunidades entre países e no interior dos mesmos.[1]

A estabilidade política global e o controlo da corrupção são também questões importantes. As iniciativas devem ser articuladas com os programas internacionais, nacionais e locais mais amplos em matéria de desigualdades e maximizar as oportunidades de trabalhar eficazmente entre disciplinas e sectores para reduzir as desigualdades nas circunstâncias sociais, como o rendimento, o emprego, o ambiente, o nível de escolaridade, a habitação e outros factores com maior impacto na saúde das pessoas. Os recursos devem ser adequadamente direcionados para combater as desigualdades no domínio da saúde e apoiar as pessoas com necessidades maiores e mais complexas.[8]

5.5 INTERVENÇÕES SOBRE A EXPOSIÇÃO DIFERENCIAL

A saúde oral pode ser promovida através de iniciativas que apoiem ambientes de vida e de trabalho saudáveis. Edifícios seguros, habitações adequadas e desenhos rodoviários apropriados, bem como a utilização de protecções bucais nos desportos de contacto, ajudarão a reduzir a exposição a traumatismos orofaciais. Dado que o tabagismo, o stress e a alimentação são alguns dos factores de risco mais comuns tanto para as doenças orais como para os problemas de saúde em geral, as intervenções que abordam estes factores, como o controlo do tabaco e a melhoria da rotulagem dos alimentos e bebidas, são provavelmente eficazes para promover comportamentos saudáveis e fazer escolhas mais saudáveis.[1]

A OMS defende a utilização efectiva do flúor como uma abordagem essencial para prevenir a cárie dentária. A fluoretação da água é uma das medidas de saúde pública mais eficazes em termos de custos para melhorar a saúde dentária e reduzir as desigualdades, beneficiando as populações desfavorecidas. A fluoretação do leite e do sal pode ser uma boa alternativa quando a fluoretação da água não é viável. Os primeiros programas de fluoretação do leite revelaram algum sucesso. Os benefícios da fluoretação do sal têm-se revelado significativos nos países onde foi implementada. As pastas dentífricas fluoretadas e outros agentes tópicos com flúor também se revelaram eficazes. [7, 8, 34]

As medidas que facilitam ambientes saudáveis, como as escolas promotoras da saúde, podem ajudar a reduzir as desigualdades. A saúde oral pode ser promovida através de um ambiente escolar saudável com parques infantis e edifícios seguros; um ambiente sem fumo e sem stress; e a disponibilidade de alimentos nutritivos, que podem ajudar a reduzir o risco para a saúde oral e geral e promover estilos de vida saudáveis e sustentáveis. As escolas que promovem a saúde podem ajudar a desencadear a instalação de instalações vitais, como água potável e saneamento, que são essenciais para os exercícios de escovagem dos dentes à hora do almoço e para o controlo das infecções cruzadas.[1, 8]

A promoção da saúde oral deve também abordar a venda de alimentos e bebidas não saudáveis e de produtos que contêm tabaco aos estudantes nas imediações das instalações escolares. A promoção da saúde oral pode ser facilmente integrada nos programas escolares e de promoção da saúde em geral. Em alguns países, as escolas podem ser o único local onde as crianças, que estão em maior risco de doença dentária, têm acesso a cuidados de saúde oral, tais como cuidados de emergência, extração de dentes e cuidados básicos de saúde oral restauradores e preventivos. Do mesmo modo, a saúde oral pode ser promovida noutros contextos, como centros comunitários de vida saudável e locais de trabalho e hospitais que promovam a saúde.[1, 8]

Deveria haver uma integração das perspectivas de saúde pública no sistema alimentar para fornecer alimentos frescos, nutritivos e a preços acessíveis a todos, especialmente aos mais vulneráveis.[3] A saúde oral não deve ser vista isoladamente da saúde geral; o tipo de dieta que protege contra as principais doenças, como a obesidade, as doenças cardiovasculares e o cancro, também protege contra a cárie dentária.[42] As equipas multidisciplinares, incluindo profissionais de medicina dentária, pediatras, enfermeiros, dietistas registados, médicos de família e outros profissionais de saúde aliados, devem ser educadas e formadas para rastrear, educar e aconselhar as crianças e as famílias a acederem aos cuidados e a procurarem casas médicas e dentárias com programas activos de promoção da saúde que incluam dieta, nutrição e recursos de educação dentária. A consciencialização da associação entre obesidade e cárie entre os prestadores de cuidados primários pode levar a intervenções precoces e a um melhor estado de saúde para todas as crianças.[33]

A Carta de Ottawa para a Promoção da Saúde enfatizou a importância da política de saúde, ambientes saudáveis, estilos de vida saudáveis e a necessidade de orientar os serviços de saúde para a promoção da saúde e a prevenção de doenças. Reconhece-se que a saúde oral para todos pode ser promovida eficazmente através da aplicação desta filosofia.[8] Além disso, tem sido defendida a abordagem do fator de risco comum para controlar os factores de risco que são comuns a outras doenças, como o consumo de tabaco e uma dieta pobre.[7]

Para resolver os problemas relacionados com o consumo de álcool e tabaco, é necessário não só apoiar e tratar as pessoas que desenvolveram padrões de dependência, mas também abordar os padrões de privação social em que os problemas estão enraizados. As políticas têm de regular a disponibilidade através de preços e licenças, informar as pessoas sobre formas de consumo menos nocivas, utilizar a educação para a saúde para reduzir o recrutamento de jovens e fornecer serviços de tratamento eficazes para os toxicodependentes. Nenhuma destas medidas será bem sucedida se os factores sociais que estão na origem do consumo de droga não forem alterados. Por conseguinte, uma política eficaz deve ser apoiada pelo quadro geral da política social e económica.[3]

Os esforços no sentido de atenuar os factores que afectam a ameaça do tabaco, tanto a nível individual como comunitário, devem ser implementados como parte de um compromisso a longo prazo para salvaguardar a saúde pública. Por conseguinte, justificam-se iniciativas anti-tabaco. Esta é uma tentativa pioneira ao nível das bases na Índia Central e aponta para uma abordagem holística que requer os esforços de integração de equipas multidisciplinares, se o consumo de tabaco for combatido através de uma abordagem descentralizada.[43]

Componente	**Determinantes sociais e pontos de entrada**	**Intervenções para combater as desigualdades em matéria de saúde oral**
Diferencial cuidados de saúde resultados	• Utilização dos serviços de saúde oral • Prestação de cuidados de saúde oral e opções de tratamento inadequadas • Grupos de alto risco	• Orientar recursos que apoiem grupos desfavorecidos ou de alto risco, como crianças, idosos, pessoas com VIH/SIDA e pessoas com cancro oral. • Melhorar a deteção precoce do cancro oral e do noma com

		tratamento e encaminhamento atempados. • Serviços de cessação do tabagismo em consultórios dentários. • Incluir a saúde oral na formação dos membros da equipa de cuidados de saúde primários.
Diferencial Consequências	• Impacto na qualidade de vida • Custos elevados a nível pessoal, social e dos serviços de saúde • Impacto noutras comunidades e agrupamentos sociais • Exclusão social, estigma, efeitos na vida quotidiana	• Regulamentar a venda de produtos nocivos ou prejudiciais à saúde a certos grupos de alto risco em determinados contextos • Incentivar uma alimentação saudável e um consumo moderado de álcool • Cuidados de saúde oral de proximidade para grupos vulneráveis e pobres da população • Sistemas de pagamento por terceiros que reduzem as desigualdades na utilização dos serviços de saúde oral
Diferencial Vulnerabilidade	• Pobreza • Induzido por stress • Respostas à exposição ao risco • Condições gerais de	• Maior disponibilidade de alternativas e medicamentos sem açúcar • Apoiar intervenções e disponibilizar ferramentas para combater a pobreza e as

	saúde • Grupos de alto risco • Experiências de vida precoce • Acesso a serviços de saúde oral, produtos de saúde oral e opções de proteção	desigualdades sociais • Apoiar medidas que promovam uma alimentação e nutrição saudáveis (por exemplo, jantares escolares saudáveis e máquinas de venda automática saudáveis) e reduzir a quantidade de açúcares, sal e gordura nos alimentos e bebidas
		• Reorientar os serviços de saúde oral, incluindo o reforço das capacidades e a prestação de cuidados de saúde oral de base comunitária, a fim de melhorar o acesso e a disponibilidade • Promover a disponibilidade de produtos de saúde oral de qualidade e a preços acessíveis (por exemplo, pasta de dentes, escovas de dentes), produtos de saúde oral subsidiados e alimentos e bebidas saudáveis • Regulamentar a venda de produtos nocivos ou prejudiciais à saúde a certos grupos de alto risco em determinados contextos • Promover a saúde oral através da prevenção de doenças crónicas, da promoção da saúde e da educação para a saúde

		• Integrar a saúde oral nos programas de saúde comunitários, locais, nacionais e internacionais • Trabalhar em colaboração com a administração pública
		e com as comunidades locais, outros sectores, agências e ONG para promover a saúde oral.
Socioeconómico contexto e posição	• Desigualdade das estruturas sociais e das posições socioeconómicas • Distribuição desigual de recursos e oportunidades • Promover políticas equitativas; e a disponibilidade e o acesso aos recursos • Infra-estruturas • Fiscalidade e legislação	• Legislar sobre a produção local de produtos de saúde oral de qualidade e a preços acessíveis (por exemplo, pasta de dentes, escovas de dentes) • Supressão dos impostos sobre os produtos de saúde oral • Integrar a saúde oral na abordagem dos cuidados de saúde primários • Políticas justas e equitativas • Desenvolver infra-estruturas para serviços de saúde oral e intervenções de base populacional
Diferencial exposição	• Água e saneamento • Fluoretos e alimentação saudável • Ambientes insalubres	- Regulamentação sobre a proibição do tabaco, fluoretação, melhor rotulagem, quantidade de gordura, açúcares e sal nos alimentos e bebidas, consumo excessivo de

		álcool, publicidade
	• Estilos de vida, crenças, atitudes e comportamentos de saúde • Definições-alvo e factores de risco comuns • Estigma social das doenças orais	• Promover a utilização de protectores bucais e capacetes de segurança • Incentivar intervenções que adoptem uma abordagem de factores de risco comuns (tabaco, alimentação, álcool, stress e higiene pessoal) • Apoiar ambientes físicos e psicossociais saudáveis: por exemplo, estradas (conceção, iluminação, controlo do tráfego, instalações para peões); ambientes habitacionais (físicos, combate à sobrelotação, etc.); escolas; locais de trabalho; instalações sanitárias e abastecimento de água potável - Incentivar uma exposição óptima aos fluoretos: apoiar a implementação de programas de fluoretação (água, leite, sal e pasta de dentes) e, em algumas zonas, se necessário,
		Programas de desfluoretação - Promover a saúde oral através da prevenção geral da saúde, da promoção da saúde e da educação

		para a saúde - Promover a saúde oral através de iniciativas de "ambientes saudáveis" (escolas, locais de trabalho, cidades e estabelecimentos baseados na comunidade) e incentivá-los a fazer parte de uma rede mais vasta, como as redes de escolas promotoras de saúde

Determinantes sociais, pontos de entrada e intervenções (Peterson PE, Kwan S)[1]

CAPÍTULO 6

REVISÃO DA LITERATURA

Foi realizado um estudo caso-controlo entre 100 pacientes dentários para investigar o papel dos acontecimentos da vida na periodontite. Os dados recolhidos incluíram acontecimentos de vida, consumo de tabaco, comportamentos de saúde oral e dados sócio-demográficos. Os resultados mostraram que a periodontite estava associada ao impacto negativo dos acontecimentos de vida, a níveis elevados de placa bacteriana, ao consumo de tabaco e ao facto de se estar desempregado. Concluiu-se que os factores psicossociais e os comportamentos de risco para a saúde oral se agrupam como determinantes importantes da periodontite.[31]

Foi realizado um estudo no Reino Unido que envolveu uma amostra aleatória de 876 idosos não institucionalizados (com 65 anos ou mais) para identificar a associação entre o apoio social (viver sozinho), o estado de saúde oral auto-relatado e o comportamento de saúde oral (utilização de serviços). Foram realizadas entrevistas domiciliárias para explorar o comportamento em matéria de saúde oral (hora e motivo da última consulta dentária) e medidas do estado de saúde oral (número de dentes que possui e estado da prótese dentária). Além disso, foram recolhidas caraterísticas sócio-demográficas. Os resultados mostraram que o apoio social estava associado ao tempo decorrido desde a última consulta dentária, ao motivo da última consulta dentária, ao número de dentes que possuía e ao estado da prótese dentária. Na análise de regressão, o apoio social surgiu como um importante fator de previsão do motivo da última consulta dentária. Concluiu-se que o apoio social é suscetível de influenciar tanto o processo de tomada de decisão de quando procurar cuidados dentários como o tipo de tratamento a optar.[24]

Foi realizado um estudo para identificar a relação entre o estatuto socioeconómico das crianças que frequentam frequentemente o consultório e os cuidados dentários prestados na sua dentição decídua por dentistas que trabalham no Serviço Geral de Medicina Dentária (GDS) do Serviço Nacional de Saúde (NHS) do Reino Unido. O desenho do estudo envolveu uma investigação retrospetiva das notas de caso de 658 crianças que eram pacientes regulares de 50 médicos dentistas que trabalhavam no Noroeste de Inglaterra. O estatuto socioeconómico de cada sujeito foi medido. Não foi possível encontrar uma associação significativa entre o estatuto socioeconómico e a experiência de cárie. Também não houve associação entre o estatuto socioeconómico e a proporção de dentes cariados obturados ou cursos de antibióticos prescritos. As crianças desfavorecidas tinham uma probabilidade significativamente maior de ter dentes extraídos do que os seus pares mais abastados, mas não houve associação entre a privação e as extracções apenas por dor ou sepsia. Concluiu-se que as crianças de meios desfavorecidos que frequentavam regularmente este grupo de dentistas do Reino Unido tinham mais probabilidades de serem extraídas do que os seus pares mais abastados, independentemente da sua experiência de cárie.[22]

Foi realizado um estudo para avaliar as disparidades nas condições de saúde bucal de crianças brasileiras negras e brancas de 11 e 12 anos de idade. Os métodos utilizados foram a análise de dados espaciais de índices municipais de saúde bucal, condição socioeconômica e oferta de serviços odontológicos. A principal medida de desfecho foi a razão étnica entre o CPOD e o índice de atendimento. Os resultados mostraram que as crianças brancas apresentaram índices mais elevados de cárie em dentes permanentes do que as negras, concomitantemente a uma maior utilização de atendimento odontológico. A diferença de prevalência de cárie entre crianças brancas e negras foi reduzida em municípios com melhor perfil socioeconômico. Municípios com maior orçamento anual per capita, gastos em saúde e oferta de serviços públicos odontológicos apresentaram menores indícios de desigualdade étnica na assistência odontológica. Concluiu-se que o conhecimento das condições associadas a uma menor discrepância étnica no risco de cárie e na incorporação de serviços odontológicos pode ser utilizado para o desenho de serviços odontológicos socialmente adequados. [44]

Foi efectuado um estudo para analisar se as relações sociais durante um acompanhamento de 7 anos influenciam a saúde oral entre pessoas geralmente saudáveis, residentes na comunidade, com mais de 80 anos de idade. Os dados foram recolhidos através de entrevistas e a saúde oral foi medida em termos de cáries coronárias e cáries radiculares. As relações sociais foram medidas em termos de estado civil, viver sozinho, frequência de contactos, número de confidentes e satisfação com os contactos sociais e com a frequência dos contactos. Os resultados mostraram que as pessoas que viviam sozinhas ou que se tornaram sozinhas durante os 7 anos anteriores aos exames dentários tinham maior probabilidade de ter cáries coronárias do que as que viviam continuamente com outras pessoas e as pessoas que estavam continuamente insatisfeitas com a frequência dos seus contactos sociais tinham maior probabilidade de ter cáries radiculares. Concluiu-se que as relações sociais estão relacionadas com o estado de saúde oral dos indivíduos mais velhos.[45]

Foi efectuado um estudo transversal para investigar a associação entre variáveis sociais e comportamentais selecionadas (alimentação infantil e práticas dentárias preventivas) e a presença de cáries precoces em crianças em idade pré-escolar na região norte de Brisbane. Foi examinada uma amostra de 2515 crianças com idades compreendidas entre os quatro e os cinco anos, num contexto pré-escolar, utilizando índices de prevalência (percentagem de cáries) e de gravidade (dmft). Um questionário auto-administrado obteve informações sobre variáveis sociais e comportamentais selecionadas. Os resultados mostraram que o risco de cárie na primeira infância pode ser significativamente aumentado pelos seguintes comportamentos alimentares infantis, tais como não amamentar até aos 12 meses de idade, dormir com o biberão e beber continuamente do biberão durante o dia. Concluiu-se que os programas de promoção e educação para a saúde oral devem abordar estes factores de risco de CCE.[46]

Foi realizado um estudo para determinar a variedade e a frequência do consumo de alimentos, incluindo alimentos cariogénicos, entre crianças negras sul-africanas de 4-24 meses de idade. Os itens alimentares foram classificados por ordem decrescente de acordo com o grupo combinado de crianças dentro de cinco grupos alimentares selecionados (hidratos de carbono, açúcares, frutas e vegetais, leite e produtos lácteos, outros alimentos e snacks).Os resultados mostraram queForam encontradas diferenças significativas entre os grupos rurais e urbanos para a maioria dos itens alimentares, mas não entre os grupos urbanos.O estudo forneceu novas informações valiosas adequadas para a adaptação e desenvolvimento de conselhos dietéticos relevantes para a prevenção de cáries em crianças africanas.[47]

Foi efectuado um estudo transversal para analisar a possível influência das variáveis sócio-demográficas na utilização dos serviços dentários, na saúde oral e na higiene oral das crianças espanholas, através de entrevistas aos pais ou tutores de crianças com idades compreendidas entre os 3 e os 15 anos. Os resultados mostraram que um total de 60% das crianças do estudo não tinha visitado um profissional de medicina dentária nos 12 meses anteriores. As crianças com pais ou tutores com o nível de escolaridade mais baixo tinham 1,592 vezes mais probabilidades de não terem recebido cuidados dentários do que aquelas com o nível de escolaridade mais elevado. Os indivíduos da faixa de renda mais baixa tinham 1,497 vezes mais chances de ter cárie do que os da faixa de renda mais alta . No total, 68,5% escovavam os dentes todas as noites, mas a percentagem aumentou significativamente com a idade, o tamanho da cidade e o rendimento. Concluiu-se que existe uma considerável desigualdade social na utilização de serviços dentários, saúde oral e higiene oral entre as crianças espanholas.[48]

Foi realizado um estudo para determinar se a saúde oral na idade adulta é prevista por (a) vantagem ou desvantagem socioeconómica na infância (controlando a saúde oral na infância), ou (b) saúde oral na infância (controlando a vantagem ou desvantagem socioeconómica na infância), e se a saúde oral na idade adulta é afetada por alterações no estatuto socioeconómico (SES). Os participantes de um estudo de coorte de longa data foram submetidos a um exame dentário sistemático para detetar cáries dentárias e perda de dentes aos 5 e 26 anos de idade. O exame aos 26 anos de idade incluiu a recolha de dados sobre a perda de inserção periodontal e o nível de placa bacteriana. O NSE na infância foi determinado através da ocupação dos pais, e o NSE na idade adulta foi determinado a partir da ocupação de cada membro do estudo aos 26 anos de idade. Os resultados mostraram que aqueles que tinham um baixo nível de SES aos 5 anos de idade apresentavam pontuações médias de DFS e DS substancialmente maiores aos 26 anos de idade e tinham maior probabilidade de ter perdido um dente na idade adulta devido a cáries, e tinham maior prevalência e extensão de periodontite. Foi observado um padrão muito semelhante (após controlo do nível de vida na infância) entre aqueles com maior experiência de cárie aos 5 anos de idade. Concluiu-se que a saúde oral dos adultos é prevista não só pela vantagem ou desvantagem socioeconómica na infância, mas também pela saúde oral na infância. As alterações na vantagem ou desvantagem socioeconómica estão associadas a diferentes níveis de saúde oral na idade adulta.[49]

Foi realizado um estudo para avaliar as disparidades sociais na prevalência do consumo global de tabaco, do consumo de tabaco e do consumo de tabaco sem combustão em Bombaim, na Índia, examinando os padrões específicos da profissão, da educação e do género. Os dados foram obtidos a partir de um inquérito transversal realizado entre 1992 e 1994 como base para o Mumbai Cohort Study (n=81837). Os resultados revelaram um forte gradiente; os riscos eram mais elevados entre os participantes analfabetos do que entre os participantes com formação universitária. Após o controlo da idade e da educação, as probabilidades de consumo de tabaco também foram significativas de acordo com a profissão; os trabalhadores não qualificados do sexo masculino, os trabalhadores dos serviços do sexo masculino e os indivíduos desempregados corriam mais riscos do que os profissionais. Os gradientes mais acentuados em termos de educação e de ocupação foram observados entre os fumadores de bidi do sexo masculino e as consumidoras de tabaco sem combustão do sexo feminino. Concluiu-se que a educação e a ocupação têm importantes relações simultâneas e independentes com o consumo de tabaco que requerem a atenção dos decisores políticos e dos investigadores.[39]

Foi efectuado um estudo para analisar a forma como duas dimensões da posição social, a educação e a classe social, estão associadas à saúde oral entre pessoas geralmente saudáveis, residentes na comunidade, com mais de 80 anos de idade. O estudo baseou-se numa amostra de 157 indivíduos residentes na comunidade do Kungsholmen Elders Oral Health Study (KEOHS) e incluiu dados de entrevistas e exames orais. A posição social foi medida pela educação e pela classe social. A saúde oral foi medida por cáries coronárias activas, cáries radiculares activas, edentulismo e utilização de serviços dentários. Os resultados mostraram que, em comparação com as pessoas que tinham estado em posições mais elevadas, as pessoas que tinham sido operárias/trabalhadoras de colarinho branco tinham probabilidades significativamente maiores de ter cáries coronais e altas, mas não probabilidades significativas de serem edêntulas. Além disso, as pessoas com educação elementar/média tendiam a renunciar a serviços dentários regulares mais do que as pessoas com educação superior.[50]

Foi efectuado um estudo para avaliar a etnia/raça, o rendimento do agregado familiar e o nível de educação do prestador de cuidados como factores de previsão de 1) quaisquer cáries na primeira infância, e 2) cada um dos quatro padrões propostos de cáries na dentição primária. Entre fevereiro de 1994 e setembro de 1995, cinco examinadores examinaram visualmente crianças pré-escolares do Arizona com idades compreendidas entre os 5 e os 59 meses. A informação demográfica auto-reportada, incluindo o rendimento familiar, o nível de educação do prestador de cuidados e a etnia/raça, foi obtida na altura do exame. Os resultados mostraram que o rendimento e a educação estavam inversamente associados a: 1) qualquer cárie na primeira infância, e 2) o padrão de cárie dos incisivos superiores. Foi também identificada uma associação positiva entre estes padrões de cárie e o estatuto de minoria étnica/raça. Concluiu-se que havia associação entre etnia/raça e status social com qualquer cárie na primeira infância. Os padrões de cárie foram associados a indicadores socioeconómicos-demográficos específicos e diferentes. [51]

Foi realizado um estudo para descrever as desigualdades em matéria de saúde oral dos adultos, utilizando uma medida do estatuto socioeconómico (SES) baseada na área e no agregado familiar. Foram enviados questionários de auto-relato (que procuravam obter informações sobre aspectos sócio-demográficos, saúde oral e cuidados pessoais) a uma amostra aleatória de adultos do círculo eleitoral de Dunedin South, na Nova Zelândia. Foram recolhidas medidas do nível de vida do agregado familiar e da área. As principais medidas de resultado foram a prevalência do edentulismo, a autoavaliação da saúde oral medianamente má e o facto de não terem visitado um dentista durante mais de 2 anos. Os resultados mostraram que o edentulismo era mais prevalente entre as pessoas de agregados familiares com baixo nível de SES que residiam em áreas de elevada privação. A autoavaliação da saúde oral e os 2+ anos desde a última visita ao dentista também foram mais prevalentes entre estes mesmos indivíduos. Em contraste, os inquiridos de agregados familiares com um elevado nível de bem-estar social, localizados nas áreas menos carenciadas, apresentaram a menor prevalência de edentulismo, de saúde oral deficiente auto-avaliada ou de 2+ anos desde a última visita ao dentista.[38]

Um estudo foi conduzido para examinar os determinantes contextuais e individuais da experiência de cárie dentária, documentando os níveis da doença no Brasil. Métodos: A situação dentária de 34.550 escolares de 12 anos de idade foi informada por um levantamento nacional de saúde bucal, abrangendo 250 cidades e realizado em 2002-2003. Os índices de avaliação da experiência de cárie dentária foram comparados segundo caraterísticas sócio-demográficas das crianças examinadas (sexo, etnia, localização e tipo de escola) e caraterísticas geográficas dos municípios participantes [índice de desenvolvimento humano (IDH) e acesso à água encanada fluoretada]. Os resultados mostraram uma melhora no perfil de saúde bucal, além de uma distribuição menos desigual de tratamentos dentários restauradores entre negros e brancos, áreas rurais e urbanas e escolas públicas e privadas. Meninas, negros e crianças que estudam na zona rural e em escolas públicas apresentaram maior chance de ter dentes cariados não tratados. Concluiu-se que a experiência de cárie dentária é propensa a desigualdades sócio-demográficas e geográficas.[34]

Foi efectuado um estudo para investigar a associação entre o empoderamento da vizinhança e a cárie dentária em adolescentes. Foi concebido um estudo multinível para avaliar os efeitos individuais e da vizinhança na saúde oral dos adolescentes. Foram utilizadas quatro fontes de dados : (a) exames clínicos (OMS), (b) questionários dos alunos, (c) questionários dos pais e (d) dados censitários. A população do estudo foi de 1302 estudantes de 14/15 anos de 39 escolas públicas de duas cidades do Distrito Federal (DF), Brasil. Os resultados mostraram que as altas taxas de CPOD foram significativamente menores em áreas com maiores níveis de empoderamento. Esta relação foi independente das variáveis socioeconómicas ao nível individual e da área e de todas as outras variáveis individuais de fatores de risco, tais como sexo, flúor, consumo de açúcar, escovagem dentária e frequência dentária (OR para baixo em comparação com alto empoderamento).Concluiu-se que o empoderamento do bairro pode desempenhar um papel importante na explicação das desigualdades nos níveis de cárie dentária.[52]

Foi realizado um estudo para analisar os efeitos das desvantagens socioeconómicas no acesso aos serviços de cuidados dentários e na saúde oral. Os dados transversais foram retirados dos Inquéritos Nacionais de Saúde Pública suecos de 2004 e 2005. Os resultados foram a saúde oral deficiente (saúde oral auto-avaliada e sintomas de doença periodontal) e a falta de acesso a serviços de cuidados dentários. Foi desenvolvido um índice de desvantagem socioeconómica (SDI), constituído por beneficiários da segurança social, desempregados, crise financeira e falta de reservas de dinheiro. Os resultados mostraram que todos os casos de níveis crescentes de desvantagem socioeconómica estavam associados a uma pior saúde oral mas, simultaneamente, a uma menor utilização dos serviços de cuidados dentários. No entanto, as pessoas com disparidades socioeconómicas graves tinham 7 a 9 vezes mais probabilidades de se absterem de procurar o tratamento dentário necessário. Concluiu-se que são necessárias intervenções urgentes no domínio da saúde pública para aumentar o acesso equitativo aos serviços de cuidados dentários.[6]

Foi realizado um estudo para investigar a associação entre a posição socioeconómica e as doenças periodontais entre os adolescentes. Foram obtidos dados de 9203 estudantes chilenos do ensino secundário. Os exames clínicos incluíram registos diretos do nível de inserção clínica e das lesões gengivais ulcerativas necrosantes. Os estudantes responderam a um questionário sobre várias dimensões da posição socioeconómica. Foram analisados sete resultados periodontais. Os resultados mostraram que a ocorrência de todos os desfechos periodontais seguiu gradientes sociais, e a renda paterna e a educação dos pais foram as variáveis mais influentes. Concluiu-se que há existência de gradientes sociais significativos nas doenças periodontais entre adolescentes. Este facto é preocupante e indica um novo potencial para uma maior compreensão dos mecanismos de causalidade da doença periodontal.[19]

Foi realizado um estudo para investigar a associação entre capital social e traumatismo dentário. Estudo multinível avaliou os efeitos individuais e da vizinhança no traumatismo dentário de 1302 adolescentes de 14 a 15 anos de 39 escolas do Distrito Federal, Brasil. As crianças foram submetidas a um exame dentário e, juntamente com seus pais, responderam a um questionário sobre seus ambientes locais. Os resultados mostraram que a prevalência de lesões dentárias foi significativamente menor em bairros com níveis mais elevados de capital social, especialmente entre os rapazes.[30]

Foi realizado um estudo para descrever as diferenças na frequência dentária e no comportamento de autocuidado dentário entre grupos socioeconómicos e para investigar até que ponto o gradiente socioeconómico na saúde oral era explicado por estes comportamentos. Os dados foram recolhidos de uma amostra representativa de 3678 adultos dentados com idades compreendidas entre os 18 e os 91 anos na Austrália, inquiridos por entrevista telefónica e por questionário auto-preenchido. As variáveis dependentes foram a falta de dentes auto-relatada e o impacto social das condições orais avaliado com o Oral Health Impact Profile (OHIP-14) de 14 itens. A posição socioeconómica foi medida ao nível da pequena área. Os resultados mostraram que a falta de dentes e as pontuações do OHIP-14 seguiram um gradiente social, com os adultos mais pobres a registarem piores resultados. Embora os adultos que viviam em áreas com menos desvantagens tivessem uma orientação de atendimento dentário preventivo, não foi encontrado um padrão socioeconómico para o autocuidado dentário. [18]

Foi efectuado um estudo para examinar e comparar os gradientes sociais na saúde oral e na saúde geral. Os gradientes de rendimento, indicados pelo rácio pobreza-rendimento, e de educação foram examinados nas doenças periodontais, nas doenças isquémicas do coração e na perceção da saúde oral/geral. A análise demonstrou gradientes consistentes de rendimento e educação em todos os resultados avaliados. Nos modelos de regressão ajustados, as probabilidades de ter uma pior saúde clínica e percebida foram atenuadas, mas permaneceram significativamente mais elevadas em cada nível inferior de rendimento e educação para a maioria dos resultados. Os resultados mostraram gradientes semelhantes de rendimento e educação na saúde oral e geral, implicando semelhanças nos determinantes sociais da saúde oral e geral.[13]

Foi realizado um estudo para examinar a relação entre a prevalência da cárie infantil e seis medidas discretas do estatuto socioeconómico (SES) baseadas na área. Também foram feitas comparações entre as medidas discretas do SES e o índice composto do Índice Socioeconómico para Áreas (SEIFA) na explicação da experiência de cárie infantil.Os dados de saúde oral foram capturados eletronicamente para 58.463 crianças de 4 a 16 anos de idade matriculadas no Serviço de Medicina Dentária Escolar da Austrália do Sul em 2001.Houve relações lineares geralmente consistentes entre a prevalência de cárie e o SES, com crianças com pior saúde oral a residir em áreas de maior desvantagem socioeconómica. Isto foi evidente em todas as medidas do NSE, embora tenham sido registadas algumas variações em algumas medidas. As crianças de áreas socioeconomicamente mais desfavorecidas tinham maiores probabilidades de ter um ou mais dentes cariados, ausentes ou obturados ou quatro ou mais dentes cariados, ausentes ou obturados. Concluiu-se que as medidas específicas de SES baseadas na área são valiosas para documentar estas desigualdades e podem ser mais significativas do que os índices compostos de SES baseados na área.[53]

Foi efectuado um estudo para testar a associação entre quatro tipos de apoio social (informação, influência, ajuda material, ajuda emocional) e a utilização dos dentes entre os filhos de imigrantes latinos na Carolina do Norte. As mães latinas com idades compreendidas entre os 15 e os 44 anos (N = 174) foram selecionadas a partir de uma amostra de quatro países, utilizando um desenho de amostragem baseado numa igreja de vários estádios. Os resultados mostraram que a informação por si só não estava associada à utilização de cuidados dentários, mas o facto de receber qualquer um dos outros tipos de apoio social estava associado à utilização de cuidados dentários. Mais de metade das mulheres recebeu pelo menos uma destas formas de apoio social. Concluiu-se que as intervenções que expandem o apoio social relacionado com os cuidados dentários podem ajudar as mães imigrantes latinas a ultrapassar as barreiras aos cuidados dentários dos seus filhos.[54]

Foi efectuado um estudo para determinar a influência do contexto da comunidade no furto de dentes em crianças de 3 anos de idade. Depois de todos os municípios japoneses (n 2522) terem sido estratificados em nove regiões com três níveis de cárie, foram selecionados aleatoriamente 44 municípios . Foi pedido aos trabalhadores dos serviços de saúde comunitários que recolhessem informações sobre as caraterísticas sócio-demográficas, o comportamento relacionado com a saúde oral e a condição dentária das crianças de 3 anos de idade durante os controlos de saúde dentária comunitários. As variáveis relacionadas com a comunidade, incluindo o estatuto socioeconómico, o apoio social e a coesão social, foram obtidas a partir de dados do censo. Foi utilizada uma análise multinível para determinar os efeitos do contexto social e do comportamento individual na cárie dentária. Os resultados mostraram que 90,8% da variância da cárie dentária ocorreu ao nível individual e que 9,2% da variância ocorreu ao nível da comunidade. As variáveis a nível individual explicaram apenas 6,6% da variação a nível individual no dmft. As variáveis a nível da comunidade explicaram 47,2% da variação a nível da comunidade. Concluiu-se que existem efeitos estatisticamente significativos do contexto social no dmft nos municípios do Japão.[55]

Foi realizado um estudo para descrever a utilização de serviços de cuidados dentários numa amostra urbana de adultos do Porto, e para quantificar a associação entre as visitas ao dentista e factores sociais, demográficos, clínicos e de estilo de vida.Os participantes foram selecionados por marcação aleatória e entrevistados com um questionário estruturado para obter informações sobre variáveis sócio-demográficas, clínicas e de estilo de vida. As consultas dentárias foram menos frequentes nos indivíduos com idade ≥ 70 anos em comparação com os indivíduos com idades entre os 18 e os 29 anos, e aumentaram com a escolaridade. A utilização de serviços de cuidados dentários pelo menos uma vez no ano anterior foi mais frequente nos trabalhadores de colarinho branco, quando um médico privado era a fonte habitual de cuidados médicos e naqueles que visitaram um médico no ano anterior . Concluiu-se que cerca de metade dos adultos do Porto não tinha consultado um dentista no ano anterior. A escolaridade foi o fator mais fortemente associado à ida ao dentista. Não foram observadas diferenças relativamente aos determinantes de uma, duas ou mais consultas dentárias no ano anterior.[56]

Foi realizado um estudo para testar se o elevado desemprego a nível da comunidade está associado a uma menor utilização de serviços de cuidados dentários preventivos por uma população com seguro dentário. O estudo utiliza dados mensais sobre consultas dentárias da população e desemprego nas áreas de Seattle e Spokane de 1995 a 2004. Os dados de utilização provêm do Washington Dental Services. Os dados sobre o desemprego foram obtidos no Bureau of Labor Statistics e no Employment Security Department de Washington. Conclusões. Na área de Seattle, um aumento inesperado de 10.000 unidades no número de indivíduos desempregados está associado a uma diminuição de 1,24% nas visitas preventivas durante o mês. Na área de Spokane, um aumento semelhante no desemprego está associado a uma diminuição de 5,95% nas visitas preventivas. Concluiu-se que a utilização de cuidados dentários preventivos diminui durante períodos de elevado desemprego a nível da comunidade. O desemprego a nível da comunidade pode impedir ou distrair as populações da utilização de serviços dentários preventivos. [29]

Foi realizado um estudo para explorar as associações entre a pobreza e a exclusão social e a experiência de cárie dentária em crianças de 12 anos de idade. Foram selecionadas 90 famílias, com uma criança de 12 anos de idade, em 11 comunidades carenciadas de Lima (Peru), utilizando uma amostragem por grupos em duas fases. Os chefes de família foram entrevistados em relação a indicadores de pobreza e exclusão social e os seus filhos foram examinados clinicamente em relação a cáries dentárias.Entre as crianças da amostra, 84,5% viviam em agregados familiares pobres e 30,0% em famílias socialmente excluídas. De todas as crianças, 83,3% tinham cáries dentárias. A pobreza e a exclusão social foram significativamente associadas à cárie dentária nos modelos não ajustados. No modelo ajustado, a pobreza manteve-se significativamente relacionada com a cárie dentária, mas a associação entre a exclusão social e a cárie dentária deixou de ser significativa. As crianças que viviam em agregados familiares pobres tinham 2,25 vezes mais probabilidades de ter cáries dentárias, em comparação com as que viviam em agregados familiares não pobres.[27]

Foi efectuado um estudo para considerar os efeitos diferenciais do rendimento e da educação na saúde oral para cada indicador separadamente e em combinação. Os indivíduos incluídos no estudo tinham entre 35 e 44 anos de idade (n = 925). O estudo incluiu um exame clínico dentário e um inquérito sociológico. A diferenciação social foi representada pela educação e pelo rendimento (divididos em categorias) e a saúde oral foi medida utilizando o índice CPOD. Surgiram gradientes sociais para ambos os indicadores de diferenciação social. Os efeitos derivados de análises individuais foram um pouco mais elevados do que os obtidos por estimativas simultâneas. Os resultados mostraram que a educação e o rendimento estão a moldar as desigualdades sociais na saúde oral independentemente um do outro, estando apenas moderadamente correlacionados. [40]

Foi realizado um estudo para avaliar as tendências recentes de seis objectivos de saúde oral do Healthy People 2010 (HP 2010) por estatuto de pobreza. Foram recolhidos dados dos Inquéritos Nacionais de Saúde e Nutrição de 1988-1994 e 1999-2004 para analisar as tendências para os objectivos específicos da idade do HP 2010 relacionados com a experiência de cárie, cárie dentária não tratada, selantes dentários, doença periodontal, retenção dentária e perda dentária completa por estatuto de pobreza. Os resultados mostraram que a cárie dentária aumentou significativamente de 19% para 24% nas crianças com idades entre os 2 e os 4 anos, mas quando estratificada por pobreza, a cárie apenas aumentou significativamente nas crianças não pobres dos 2 aos 4 anos de idade (10% a 15%). O maior aumento de pontos percentuais na utilização de selantes entre os dois períodos do inquérito foi registado em todas as crianças pobres com 8 anos de idade (3% para 21%). Entre os adultos com idades compreendidas entre os 35 e os 44 anos, a doença periodontal diminuiu significativamente nos EUA, de 22% para 16%, e mais adultos conservaram todos os seus dentes naturais (30% para 38%). No entanto, o aumento na retenção de dentes foi significativo apenas para adultos não pobres, particularmente homens não pobres (34% para 48%). [28]

Foi realizado um estudo para avaliar a qualidade de vida relacionada com a saúde oral (OHRQoL) numa coorte nacional de 87 134 adultos tailandeses com idades compreendidas entre os 15 e os 87 anos. Os membros da coorte de ensino à distância recrutados através da Universidade Aberta de SukhothaiThammathirat responderam a um questionário de saúde abrangente. As dimensões de OHRQoL incluídas foram o desconforto ao falar, engolir, mastigar, interação social e dor. Foram calculadas associações multivariadas (ajustadas) entre os resultados da OHRQoL e o estado sócio-demográfico, o comportamento de saúde e o estado dentário. Os resultados mostraram que o desconforto ao mastigar (15,8%), a interação social (12,5%) e a dor (10,6%) foram os problemas mais frequentemente relatados. Os resultados são geralmente piores entre as mulheres, os pobres, os fumadores, os consumidores de álcool e os que têm menos de 20 dentes. [23]

Um estudo transversal foi conduzido para avaliar o papel dos determinantes individuais sobre as desigualdades na utilização de serviços odontológicos entre crianças de baixa renda no sul do Brasil. A amostra incluiu 350 crianças, de 0 a 14 anos, cujos pais responderam a um questionário sobre suas condições socioeconômicas, necessidades percebidas, hábitos de higiene bucal e acesso a serviços odontológicos.31% das crianças pesquisadas nunca haviam feito uma consulta odontológica. Na análise bivariada, observou-se maior proporção de crianças que nunca foram ao dentista entre as muito jovens, aquelas com hábitos de higiene bucal inadequados, aquelas sem necessidade percebida de atendimento odontológico e aquelas cujas residências familiares eram de propriedade ausente. Os mecanismos de apoio social mostraram ser importantes fatores facilitadores.Assim, houve presença de desigualdades sociais e psicossociais sobre o padrão de utilização de serviços odontológicos para crianças de baixa renda.[37]

Foi realizado um estudo para examinar as associações entre o perfil psicossocial (sofrimento psicológico e apoio social) e a alteração do estado de saúde oral (cárie dentária e doença periodontal), num grupo de imigrantes da Etiópia para Israel. Trezentos e quarenta imigrantes, com idades entre os 18 e os 75 anos, foram seguidos durante um período de 5 anos. A cárie dentária foi registada utilizando o índice DMFT. O estado de saúde periodontal foi registado através do Índice Periodontal Comunitário (CPI). Os participantes foram entrevistados através de um questionário escrito estruturado que incluía duas escalas psicossociais validadas, para o sofrimento psicológico e o apoio social. Os resultados mostraram que as cáries e as bolsas periodontais eram mais elevadas entre os indivíduos com sofrimento psicológico, quando comparados com os indivíduos sem sofrimento psicológico. Concluiu-se que este estudo apoia o papel do sofrimento psicológico e do apoio social como determinantes da alteração dos níveis de saúde oral, entre uma população minoritária imigrante de baixo nível socioeconómico e relativamente homogénea.[26]

Foi realizado um estudo para descrever as desigualdades relacionadas com o rendimento na utilização de serviços dentários por parte das populações idosas residentes em diferentes países europeus. Os dados foram recolhidos do Survey of Health, Ageing, and Retirement in Europe, que contém informação sobre a utilização de serviços dentários por 33.358 indivíduos com mais de 50 anos de 14 países diferentes. Foi efectuada uma avaliação das desigualdades relacionadas com o rendimento na assistência dentária e no tratamento dentário preventivo e/ou operatório através dos Índices de Concentração (IC) e dos Índices de Desigualdade de Inclinação (SII). Observou-se uma concentração desproporcionada do acesso ao tratamento entre as populações idosas ricas em todos os 14 países (desigualdade relativa de acordo com o IC), bem como um acesso significativamente mais elevado ao tratamento por parte de indivíduos localizados no grupo de rendimento mais elevado em relação ao grupo de rendimento mais baixo em todos os países, exceto na Itália e na República Checa (desigualdade absoluta de acordo com o SII). Esta utilização diferencial parece ser principalmente atribuível a desigualdades nas visitas dentárias preventivas, quer isoladamente quer em combinação com tratamento operatório. [41]

Foi realizado um estudo para examinar a relação entre a rede social, o apoio social e a doença periodontal entre adultos americanos mais velhos e para testar se a rede social e o apoio medeiam a desigualdade socioeconómica na doença periodontal. Foram utilizados dados relativos a participantes com 60 anos ou mais do National Health and Nutrition Examination Survey 2001-2004. As variáveis da doença periodontal foram a extensão da perda de inserção periodontal ≥ 3 mm e a periodontite moderada. O apoio social e as redes foram indicados pela necessidade de apoio emocional, número de amigos próximos e estado civil. Os resultados mostraram que os viúvos e aqueles com menor número de amigos tinham taxas mais elevadas de extensão da perda de inserção periodontal, respetivamente. O estado civil e o número de amigos não foram significativamente associados à periodontite moderada após o ajuste para factores comportamentais. As redes sociais e o apoio não tiveram impacto na desigualdade socioeconómica da doença periodontal.[25]

Foi realizado um estudo para examinar o papel dos determinantes sociais no consumo atual de tabaco em treze países de rendimento baixo e médio. Foram utilizados dados do Global Adult Tobacco Survey (GATS), realizado entre 2008 e 2010 em 13 países de rendimento baixo e médio, que foram analisados individualmente para estimar o consumo atual de tabaco através de vários factores sociodemográficos (sexo, idade, local de residência, educação, índice de riqueza e conhecimentos sobre os efeitos nocivos do tabagismo). A análise de regressão logística múltipla foi utilizada para prever o impacto destes determinantes no consumo atual de tabaco. Os rácios de probabilidades ajustados para o consumo atual de tabaco, após o controlo de outros cofactores, foram significativamente mais elevados para os homens em todos os países e para as zonas urbanas em oito dos 13 países. Relativamente ao nível de instrução, a tendência foi significativa no Bangladesh, Egito, Índia, Filipinas e Tailândia, demonstrando uma prevalência decrescente do consumo de tabaco com o aumento dos níveis de instrução. A tendência de diminuição da prevalência com o aumento dos níveis de conhecimento sobre os efeitos nocivos do tabagismo foi significativa na China, Índia, Filipinas, Polónia, Federação Russa, Tailândia, Ucrânia e Vietname.[57]

Foi realizado um estudo transversal para examinar as associações do capital social em três contextos (famílias, bairros e escolas) com a autoavaliação da saúde oral entre 967 estudantes da Universidade de Okayama, com idades entre os 18 e os 19 anos, no Japão.

A prevalência de indivíduos com uma má autoavaliação da saúde oral foi de 22%. Ajustado para o género, categoria de rendimento familiar auto-percebido, medo dentário, frequência de escovagem dos dentes e utilização de fio dentário, a má autoavaliação da saúde oral foi significativamente associada a um menor nível de confiança na vizinhança e a um menor nível de confiança vertical na escola. Concluiu-se que uma maior confiança está associada a uma melhor saúde oral, ao passo que um maior controlo informal na comunidade está associado a uma pior saúde oral. [58]

Foi efectuado um estudo para examinar os padrões de saúde oral das crianças australianas com idades entre os 2-3 e os 6-7 anos. Foram utilizados dados transversais de duas coortes de crianças do Estudo Longitudinal das Crianças Australianas (LSAC) para explorar as associações entre a saúde oral relatada e quatro indicadores de desvantagem social: posição socioeconómica (SEP), afastamento residencial, estatuto indígena e origem não falante de inglês. Para ambas as coortes, uma SEP mais baixa e o estatuto indígena foram associados a maiores probabilidades de saúde oral deficiente nos três indicadores, e uma localização menos acessível foi associada a maiores probabilidades de cáries. A origem não inglesa foi associada a maiores probabilidades de experiência de cárie nas crianças de 2-3 anos e de não utilização de serviços dentários na coorte mais velha. As desigualdades foram maiores na coorte mais velha relativamente à posição socioeconómica e à escovagem dos dentes.[59]

Um estudo foi conduzido para investigar a relação da vizinhança e do capital social individual com a dor dentária entre 624 indivíduos de 3 grupos etários: 15-19, 35-44 e 65-74 anos. Eles foram selecionados aleatoriamente em 30 setores censitários de três cidades do Estado da Paraíba, Brasil. Informações sobre dor dentária, dados demográficos, socioeconômicos, comportamentos relacionados à saúde, uso de serviços odontológicos, autopercepção de saúde bucal e medidas de capital social foram coletadas através de entrevistas. Os participantes foram submetidos a um exame clínico para avaliação da cárie dentária. O capital social do bairro foi avaliado através de medidas agregadas de confiança social, controlo social, capacitação, eficácia política e segurança do bairro. A avaliação do capital social individual incluiu o capital social de ligação e de ponte. Os resultados mostraram que os indivíduos que viviam em bairros com elevado capital social tinham 52% menos probabilidades de referir dor dentária do que os que viviam em bairros com baixo capital social. O capital social de ligação foi associado de forma independente à dor dentária. A última visita ao dentista, a auto-perceção da saúde oral e o número de dentes cariados também foram significativamente associados à dor dentária. [11]

CAPÍTULO 7

DETERMINANTES SOCIAIS DA SAÚDE ORAL- NOVAS ABORDAGENS [60]

A investigação epidemiológica oral sobre os determinantes sociais da saúde oral tem sido limitada pela ausência de um quadro teórico que reflicta a complexidade dos processos sociais da vida real e a rede de vias causais entre a estrutura social e a saúde e a doença oral. Na ausência de tal enquadramento, os determinantes sociais são tratados como factores de risco isolados, atribuíveis ao indivíduo, com um impacto direto na saúde oral. Há pouca noção da forma como esses factores se inter-relacionam ao longo do tempo e do local e das vias entre os factores e a saúde oral. Um quadro concetual que informa a investigação epidemiológica convencional sobre os determinantes sociais da saúde é aplicado à epidemiologia oral. O quadro sugere vias causais complexas entre a estrutura social e a saúde através da interligação de vias materiais, psicossociais e comportamentais.

Limitações das abordagens epidemiológicas orais tradicionais

Grande parte da investigação sobre os determinantes sociais da saúde oral consiste na recolha de dados sociais sobre os indivíduos, tais como a sua classe social, o seu estatuto educacional, o seu rendimento, o seu estilo de vida, as suas atitudes em relação à saúde e à doença oral, etc., e na relação destas variáveis com o estado de saúde oral. Isto está representado esquematicamente na Figura 1. Existem alguns problemas com esta abordagem. Embora os factores de risco sejam previstos e as vias causais diretas sejam demonstradas, os processos causais complexos não são explorados. Se as vias entre os vários factores sociais não forem exploradas, esses factores existem como caraterísticas isoladas num vago nevoeiro social, com pouca noção de como se relacionam entre si ou com as doenças orais.

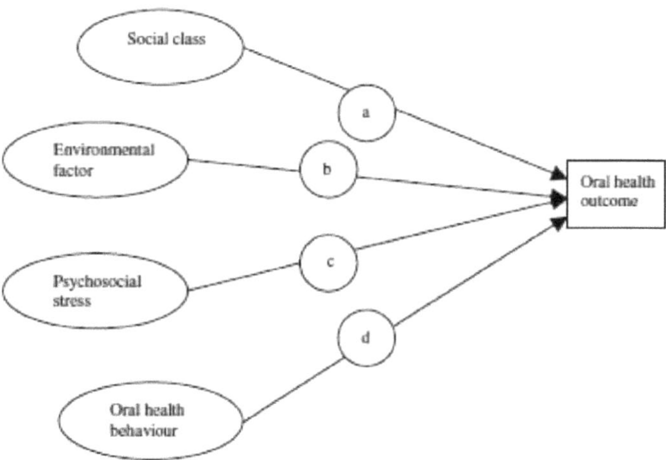

Figura 1. Abordagens epidemiológicas orais tradicionais

No entanto, visar um fator causal conhecido de uma doença oral sem ter em conta as vias sociais que se relacionam com esse fator pode revelar-se largamente ineficaz. Isto é demonstrado pelo facto de os programas de educação para a saúde oral não terem impacto nos comportamentos de saúde oral de alguns grupos sociais, aumentando as desigualdades em matéria de saúde oral. É seguramente na exploração de vias causais complexas, em vez de associações causais diretas, que se faz uma política de prevenção eficaz e eficiente.

Em segundo lugar, a procura da descoberta dos processos biológicos envolvidos na ligação entre a estrutura social e a saúde oral, embora importante, conduziu a um enfoque nos indivíduos e não na sociedade em que vivem. Shim argumenta que, nos estudos epidemiológicos, os factores sociais se transmutam metodologicamente em atributos dos indivíduos e perdem as suas qualidades contextuais.

Em terceiro lugar, a abordagem epidemiológica oral tradicional acima descrita não consegue explicar o comportamento individual e de grupo no contexto de estruturas sociais mais alargadas. Na epidemiologia oral, a compreensão da associação causal entre práticas de estilo de vida, como a higiene oral, o tabagismo ou a dieta, e a cárie, a erosão e a doença periodontal, não explica por que razão os indivíduos e as comunidades optam por adotar essas práticas, nem a dimensão histórica desse comportamento e a sua mudança ao longo do tempo.

Em quarto lugar, embora tenha sido adoptada uma perspetiva de ciclo de vida em alguns estudos de epidemiologia oral, o enfoque é frequentemente limitado à progressão da saúde e da doença oral em relação às condições socioeconómicas da primeira infância. O estudo adicional das variadas e complexas vias geracionais, de classe social e de género através das quais os impactos na saúde oral se fazem sentir nos anos subsequentes é negligenciado. A compreensão de como e por que razão as estruturas sociais e as sociedades mudam é parte integrante de uma perspetiva do curso de vida, mas a colaboração com cientistas sociais em tais estudos é rara.

Assim, uma abordagem teórica que informe a futura investigação epidemiológica sobre os determinantes sociais da saúde oral deve reconhecer a presença de vias causais complexas interligadas que variam ao longo do tempo e do local, em vez de vias causais diretas que não reconhecem a forma como os fenómenos sociais estão relacionados.

Modelação dos determinantes sociais da saúde

Ironicamente, há já algum tempo que existem modelos que teorizam as vias complexas entre as caraterísticas sociais e a saúde. O modelo descrito por Brunner &Marmot , apresentado na Figura 2, é útil devido à forma como as vias biológicas são demonstradas como existindo num contexto social. As estruturas sociais estão ligadas à saúde individual através de três vias interligadas: material, psicossocial e comportamental. Os comportamentos de saúde são vistos no contexto cultural e espacial dos grupos sociais em que os indivíduos vivem, e em termos dos imperativos económicos que os colocam em condições de trabalho específicas e os expõem a riscos.

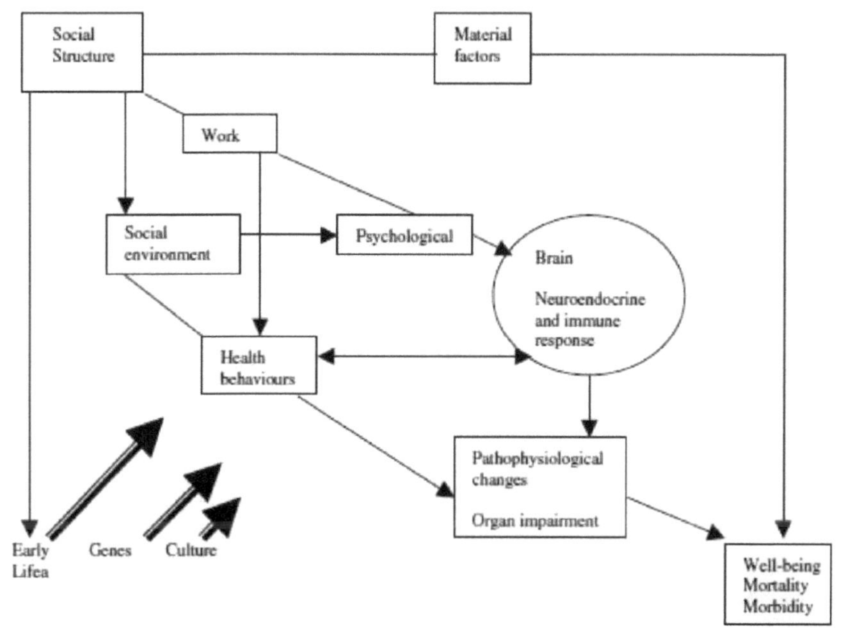

Figura 2. Um modelo dos determinantes sociais da saúde que mostra as vias biológicas num contexto social[60]

Os conceitos mais recentes utilizados para explicar as desigualdades na saúde, como o stress psicossocial e o capital social, enquadram-se nas secções "psicológica" e "ambiente social" do modelo, respetivamente. O capital social refere-se ao "nível de confiança social que existe numa comunidade, à ajuda que as pessoas dão umas às outras para seu próprio benefício e para benefício coletivo e ao grau de envolvimento em questões sociais e comunitárias". O modelo demonstra de forma útil que o stress psicossocial e o capital social reflectem o poder e as estruturas económicas (representadas pela "estrutura social" no modelo) em vez de existirem separadamente. Comunidades fortes com conjuntos resistentes de relações sociais podem produzir uma população mais saudável, mas não se formarão num contexto de desigualdade económica.

O modelo apresenta alguns problemas. A falta de inclusão dos serviços de saúde e da política de saúde pode ser criticada. A investigação recente demonstrou que a utilização dos serviços de saúde pode ter um impacto positivo na saúde oral. Além disso, embora o "início da vida" esteja incluído, indicando a necessidade de uma abordagem ao longo da vida, o resto do modelo parece existir num único período de tempo. O impacto da confiança social, das desigualdades de rendimento ou da privação material local na saúde é suscetível de se tornar evidente ao longo de muitos anos. O modelo é também uma simplificação grosseira de processos altamente complexos e a investigação atual em epidemiologia geral e nas ciências sociais está a tentar desvendar alguns dos principais determinantes.

Aplicação do modelo à epidemiologia oral

- A investigação epidemiológica oral baseada nesta base teórica é obrigada a examinar vias causais complexas interligadas que podem variar ao longo do tempo, da população e do local, em vez de procurar vias causais diretas.

- O modelo localiza os factores de risco das doenças orais na sociedade e no indivíduo, obrigando a uma análise dos processos sociais que não podem ser reduzidos à soma dos comportamentos individuais.

- Permite também explorar a forma como as práticas individuais de saúde oral são moldadas pelas culturas locais e contextos partilhados.

- O modelo também é útil na epidemiologia oral porque incentiva a investigação sobre as vias entre a estrutura social, o ambiente social e a saúde oral que não são mediadas por práticas de estilo de vida, tais como as vias neuroendócrinas e as respostas imunitárias. Os processos de doença oral são largamente entendidos como sendo mediados por práticas de estilo de vida, como o consumo de álcool, o tabagismo, a dieta, etc., e tem havido menos investigação sobre outras vias.

- O modelo foi ligeiramente modificado e aplicado à investigação ecológica da cárie. Os estudos ecológicos são úteis na medida em que tendem a encorajar um enfoque nas estruturas socioeconómicas e nas caraterísticas ambientais em vez de nos atributos individuais.

CAPÍTULO 8

DISCUSSÃO

Os desafios da melhoria da saúde oral são particularmente grandes nos países em desenvolvimento. Todo o ónus da melhoria da saúde não deve ser colocado apenas no indivíduo. A responsabilidade deve ser partilhada entre os indivíduos e as suas famílias, entre as famílias e as suas comunidades; e entre as comunidades e os seus governos estatais, provinciais e nacionais.[35]

Tendo identificado os pobres, de um ponto de vista pragmático e prático, é importante identificar as vias que resultam em problemas de saúde, a fim de iniciar estratégias de erradicação de doenças. A produção de provas sobre os processos que conduzem à falta de saúde requer esta visão holística. Muitas das evidências actuais sobre as relações entre a falta de saúde e os factores sociais, incluindo a pobreza, não têm esta multidimensionalidade.[12] É essencial diagnosticar e desvendar as ligações entre os determinantes sociais e os factores socioeconómicos ambientais.[2]

A saúde oral na idade adulta é afetada pela exposição a uma série de condições sociais que estão ligadas à posição socioeconómica. Verificou-se que factores psicossociais como o controlo pessoal, o apoio social, o stress psicológico e a satisfação com a vida afectam a saúde diretamente através de vias biológicas e fisiológicas. Não só este conjunto de factores difere sistematicamente em função da posição socioeconómica, como também os gradientes negativos de controlo, apoio e satisfação com a vida estão associados a um aumento da prevalência de cáries não tratadas, falta de dentes, impacto social, sintomas orais e má autoavaliação da saúde oral. Do mesmo modo, uma maior perceção de stress está positivamente associada à morbilidade oral.[5]

Além disso, as condições favoráveis na infância também estão associadas a um perfil psicossocial mais favorecido na idade adulta, reforçando o argumento de que as diferenças sociais na saúde oral dos adultos reflectem a estruturação social da vantagem desde a infância. O local de trabalho representa um microcosmo do ambiente social mais amplo, com caraterísticas de posição hierárquica, controlo, apoio, stress, segurança e recompensa. Como seria de esperar, os trabalhadores socioeconomicamente desfavorecidos referem maiores riscos psicossociais. Os trabalhadores que sofreram uma ameaça à segurança no emprego ou os que têm empregos exigentes e menos controlo sobre o seu trabalho e, em particular, os adultos que sofreram interferências no trabalho e em casa, apresentam uma pior saúde oral.[5]

Embora a função dentária não seja o único fator que influencia a escolha dos alimentos, o valor de uma boa dentição para permitir o consumo de uma dieta variada, para desfrutar dos alimentos e da qualidade de vida relacionada com a alimentação, é uma consideração importante para os profissionais de nutrição e de saúde dentária.[42] O objetivo de reduzir as disparidades na saúde oral das crianças também apoia uma maior integração da medicina dentária com a medicina e outras disciplinas da saúde.[(36)] Verificou-se que o consumo de tabaco é mais elevado entre os indivíduos com níveis de educação mais baixos, de castas mais baixas e com padrões de vida mais baixos.[39]

O acesso insuficiente aos serviços de cuidados dentários parece ser uma das principais explicações para a saúde oral deficiente entre os adultos socialmente desfavorecidos, e exige intervenções urgentes de saúde pública a nível nacional para aumentar o acesso aos serviços de cuidados dentários. Os custos podem impedir os indivíduos de utilizar regularmente os serviços de cuidados de saúde e, para a categoria de rendimento mais baixo, até a higiene oral diária pode tornar-se dispendiosa, o que pode resultar na compra de material de menor qualidade.[40] O acesso equitativo aos serviços de cuidados dentários pode ser uma forma eficaz de reduzir as diferenças socioeconómicas globais na saúde.[6]

Tanto as intervenções comunitárias como as individuais devem ser adaptadas para se conseguir uma abordagem preventiva mais equitativa e centrada no indivíduo e reduzir qualquer gradiente social na saúde. A OMS observou que as decisões em matéria de cuidados de saúde ainda são frequentemente tomadas sem uma base sólida em dados de investigação. Os principais desafios do futuro consistirão em traduzir os conhecimentos e as experiências em matéria de prevenção das doenças orais e de promoção da saúde em programas de ação[34].

No desenvolvimento de estratégias de intervenção, podem ser considerados vários pontos de entrada potenciais, centrando-se nos pontos das vias dos determinantes em que é viável desenvolver uma ação eficaz. Estes incluem visar grupos de alto risco para promover a prestação de cuidados e a adesão aos serviços; centrar-se em contextos como as escolas e a comunidade, abordando assim múltiplos factores de risco comuns e combatendo os factores a montante e o ambiente ; melhorar os ambientes de vida e de trabalho, o abastecimento de água potável e o saneamento, bem como o estado nutricional; combater os obstáculos ao acesso aos cuidados de saúde oral; e reorientar os serviços de saúde oral para que respondam melhor às necessidades dos desfavorecidos.[1]

É importante tirar partido das estratégias de saúde pública mundiais e nacionais (como o controlo do tabaco e a promoção de escolhas saudáveis), bem como de outras iniciativas de promoção da saúde, a fim de abordar as desigualdades em matéria de saúde oral. É igualmente necessário continuar a exercer pressão para obter um maior apoio legislativo em questões como a fluoretação da água, uma rotulagem mais clara dos alimentos e a criação de ambientes saudáveis.[1]

A falta de financiamento sustentável, de recursos e de mão de obra formada, bem como as prioridades contraditórias e as lutas de poder entre vários grupos sociais, departamentos e autoridades, são alguns dos principais desafios à melhoria da saúde oral. Estes problemas são mais graves nos países de baixo rendimento, onde factores como a pobreza, a desigualdade entre os sexos e a instabilidade política podem impedir o progresso nas questões de saúde. Embora as desigualdades sejam inegavelmente uma questão de justiça social, são também determinantes para o crescimento de um determinado país, reflectindo a eficiência dos governos, bem como a sua legitimidade política.[1] Compreensivelmente, muitas nações estão a concentrar esforços na criação de estratégias e objectivos para reduzir as desigualdades na saúde, incluindo as relativas à saúde oral. [9]

CAPÍTULO 9

RECOMENDAÇÕES

É necessário enfrentar uma série de desafios antes de se conseguir um progresso significativo na reorientação da prática e da política de saúde pública dentária para um modelo de determinantes sociais. Embora muitos falem de trabalho em parceria e afirmem ter estabelecido ligações com outros profissionais e agências, há demasiados profissionais de saúde pública dentária que permanecem isolados e distantes nas suas práticas de trabalho. Neste momento crucial de desenvolvimento da saúde pública, é necessária uma colaboração mais estreita e, na verdade, uma integração das actividades de saúde pública dentária.[14]

No entanto, muitos profissionais de saúde pública dentária, decisores políticos e investigadores foram formados num paradigma biomédico e comportamental e não compreendem a filosofia subjacente à agenda dos determinantes sociais. A criação de capacidades adequadas entre os profissionais de saúde pública dentária, com pessoal formado num quadro de determinantes sociais e de estratégia populacional, é, pois, uma prioridade fundamental.

É igualmente necessária uma melhor coordenação dos esforços, tanto a nível nacional como entre países. Com demasiada frequência, os resultados encorajadores de intervenções inovadoras não são divulgados aos grupos adequados. A partilha de exemplos de boas práticas, ou mesmo de ensinamentos retirados de intervenções mal sucedidas, deve ser partilhada e divulgada em toda a comunidade mundial de saúde pública dentária. O carácter comum do desafio exige uma abordagem mais coordenada. Organizações internacionais como a OMS, a IADR ou a FDI têm um papel importante a desempenhar na divulgação de recursos e de experiências colectivas.

Em termos de investigação, subsistem lacunas importantes na nossa compreensão das determinantes sociais da saúde oral e, em particular, das desigualdades. A natureza pormenorizada e as vias causais que ligam os determinantes biológicos, psicossociais, comportamentais, ambientais e políticos das desigualdades em matéria de saúde oral têm de ser exploradas e investigadas com muito maior profundidade. É necessário efetuar e avaliar estudos de intervenção rigorosos e de elevada qualidade para identificar medidas eficazes de combate às desigualdades em matéria de saúde oral.

Caraterísticas gerais das políticas eficazes para reduzir as desigualdades no domínio da saúde[17]:

- **Mudanças estruturais no ambiente**, por exemplo, fluoretação da água, instalações seguras para jogos e actividades recreativas, disponibilidade de instalações adequadas de higiene e saneamento, disponibilidade de alimentos e bebidas saudáveis a preços acessíveis

- **Controlos legislativos e regulamentares**, por exemplo, políticas alimentares em creches e escolas, controlos da publicidade e comercialização de alimentos, políticas de controlo do tabaco, políticas de combate à violência e ao bullying nas escolas

- **As políticas fiscais**, por exemplo, aumentam o preço dos snacks e bebidas açucaradas e diminuem o preço da fruta, dos legumes, das pastas de dentes fluoretadas, das escovas de dentes e de outros produtos e serviços que promovem a saúde oral

- O programa **Starting young**, por exemplo, centra-se no apoio a famílias com crianças pequenas que vivem em comunidades desfavorecidas

- **Ação comunitária**, por exemplo, trabalhar com a comunidade local e envolver-se com ela, apoiar iniciativas como cooperativas alimentares locais, iniciativas de apoio de pares no domínio da amamentação e da alimentação infantil

- **Melhorar a acessibilidade dos serviços**, por exemplo, eliminando os obstáculos à aceitação e à utilização dos serviços dentários locais, associando os serviços dentários a outros serviços sociais e de assistência social, desenvolvendo serviços de proximidade e envolvendo a comunidade local como empregador

- **Reorientação dos serviços de saúde**, por exemplo, promovendo o apoio preventivo baseado em dados concretos, melhorando a integração com outros sectores da saúde e sectores relevantes

- **Dar prioridade aos grupos desfavorecidos**, por exemplo, efetuar uma avaliação das necessidades de saúde oral e auditorias de equidade para orientar as intervenções para as populações locais marginalizadas
- **A oferta de apoio intensivo e personalizado**, por exemplo, fornece apoio clínico e preventivo personalizado e culturalmente adequado aos grupos de maior risco de doenças orais.

Assim, é importante salientar que esta gama de políticas pode ser implementada a nível local, regional e nacional. É de importância fundamental reconhecer o papel potencial dos profissionais de medicina dentária que operam em todos estes níveis de ação no combate às desigualdades em matéria de saúde oral.

CAPÍTULO 10

CONCLUSÃO

Há uma necessidade urgente de sensibilizar para o impacto dos determinantes sociais nos resultados da saúde oral e na qualidade de vida das populações. A Assembleia Mundial da Saúde da OMS, em 2007, apelou aos decisores políticos e às autoridades nacionais para que tomassem medidas no sentido de reforçar a investigação no domínio da saúde oral, não só em relação à carga de doença existente e aos factores de risco social, mas também às intervenções que reduzirão, se não eliminarem, as desigualdades em matéria de saúde oral. As intervenções inadequadas podem, de facto, aumentar as desigualdades sociais[8].

O progresso no sentido de uma compreensão completa das causas das desigualdades sociais na saúde será limitado até que ocorra uma mudança generalizada na forma como a saúde é medida.[61] É um enorme desafio para a comunidade de investigação em saúde oral em todo o mundo desenvolver intervenções baseadas em provas para a promoção de melhorias sustentáveis a longo prazo na saúde oral.[8] A Organização Mundial de Saúde (OMS) tem um papel importante na melhoria da saúde oral global.[62]

A investigação no domínio da saúde pública sobre os determinantes sociais das desigualdades em matéria de saúde identificou vias causais que ligam os factores biológicos, psicossociais, comportamentais, ambientais e políticos aos resultados em termos de saúde e doença. Estão a surgir novos dados que começam a identificar os determinantes sociais das desigualdades em matéria de saúde oral. Em vez de se implementarem intervenções preventivas e educativas a "jusante", é necessária uma ação futura a "montante" para criar um ambiente social que apoie e mantenha uma boa saúde oral. Pode ser implementada uma série de acções complementares de saúde pública a nível local, nacional ou internacional para promover melhorias sustentáveis na saúde oral. É necessária uma mudança radical na abordagem.[14]

O reforço dos sistemas de promoção e prevenção da saúde oral é necessário em muitos países, a fim de combater a desigualdade social no domínio da saúde oral. A prestação de serviços de saúde oral deve ser financeiramente justa e deve ser orientada para as necessidades dos utilizadores, em especial dos grupos populacionais pobres e desfavorecidos. De um modo geral, o pessoal de saúde oral é muito mais escasso nos países de rendimento baixo e médio do que nos países de rendimento elevado , o que permite que os profissionais de saúde primários desempenhem um papel importante nas actividades de proximidade e na prestação de cuidados orais essenciais aos grupos populacionais pobres e às pessoas que vivem em zonas rurais remotas.[1]

Assim, ainda temos um longo caminho a percorrer para defender eficazmente e implementar as potenciais melhorias na saúde oral que se sabe serem possíveis. Mais importante ainda, é improvável que a situação mude sem uma transformação nas nossas prioridades de investigação e prática, juntamente com o reconhecimento de que precisamos de trabalhar com outras agências. Nas palavras de Garcia e Tabak (2011), "Combater as desigualdades globais na saúde oral exigirá criatividade, diligência e um forte compromisso de parceria com os muitos actores envolvidos na saúde global.[62]

CAPÍTULO 11

RESUMO

Em suma, há uma série de desafios que têm de ser enfrentados antes de se poderem alcançar progressos significativos na reorientação da prática e da política de saúde pública dentária para um modelo de determinantes sociais. Neste momento crucial de desenvolvimento da saúde pública, é necessária uma colaboração mais estreita e, na verdade, uma integração das actividades de saúde pública dentária.

No entanto, muitos profissionais de saúde pública dentária, decisores políticos e investigadores foram formados num paradigma biomédico e comportamental e não compreendem a filosofia subjacente à agenda dos determinantes sociais. A criação de capacidades adequadas entre os profissionais de saúde pública dentária, com pessoal formado num quadro de determinantes sociais e de estratégia populacional, é, por conseguinte, uma prioridade fundamental. Só é possível desenvolver uma ação eficaz para combater as desigualdades em matéria de saúde oral quando as causas subjacentes ao problema forem identificadas e compreendidas.[14]

CAPÍTULO 12

REFERÊNCIAS

1. Erik. B e Sivasankara A. Equity, Social Determinants and Public Health Programmes (Equidade, Determinantes Sociais e Programas de Saúde Pública). Organização Mundial de Saúde 2010:159-176

2. Sheiham. A ,Nicolaum. B. Avaliação dos factores sociais e psicológicos na doença periodontal. Periodontologia 2000; 2005 (39) : 118-131

3. Wilkinson.R, Marmot.M. The Social Determinants Of Health (The Solid Facts).2nd Edition. Relatório da Organização Mundial de Saúde 2003.

4. Anne E Sanders. Determinantes sociais da saúde oral: Condições ligadas às desigualdades socioeconómicas na população australiana. Série Saúde Oral da População ARCPOH2007

5. Sanders AE . Determinantes sociais da saúde oral. Relatório de tese 2007.

6. Sarah Wamala, Juan Merlo, Gunnel Bostro "M. Inequity in Access To Dental Care Services Explains Current Socioeconomic Disparities In Oral Health: The Swedish National Surveys Of Public Health 2004-2005. J Epidemiol Community Health 2006;60:1027-1033

7. Allan Kah-Heng Pau. Desafios na saúde pública odontológica - uma visão geral. Iejsme 2012: 6(1): S106-S112

8. Petersen PE, Kwan S. Equidade, Determinantes Sociais e Programas de Saúde Pública - O Caso da Saúde Oral. Community Dent Oral Epidemiol 2011: 1-7

9. Gloria C. Mejia, Eleanor J. Parker e Lisa M. Jamieson. An Introduction to Oral Health Inequalities Among Indigenous And Non-Indigenous Populations (Uma Introdução às Desigualdades na Saúde Oral entre Populações Indígenas e Não Indígenas). International Dental Journal (2010) 60;212-215

10. David M. Williams. Reducing Inequalities In Oral Disease.British Dental Journal .May 14 2011.; 210

11. Santiago et al. Capital Social E Dor Dental No Nordeste Brasileiro: Um Estudo Transversal Multinível.BMC Oral Health 2013,;13:2:1-9

12 K.R. Nayar. Exclusão social, casta e saúde: A Review Based On The Social Determinants Framework. Indian J Med Res 126. outubro de 2007: 355-363

13 W. Sabbah, G. Tsakos, T. Chandola, A. Sheiham e R.G. Watt. Social Gradients In Oral And General Health. J Dent Res 2007 ;86(10):992-996

14 Watt RG. From Victim Blaming To Upstream Action:Tackling The Social Determinants Of Oral Health Inequalities.*Community Dentistry And Oral Epidemiology* ,2007;35:1-11.

15 Sanders AE, Slade GD, Turrell G, John Spencer A, Marcenes W. A Forma do Gradiente Socioeconómico-Saúde Oral: Implications For Theoretical Explanations.Community Dent Oral Epidemiol 2006; 34: 310-19.

16 Thakura S, Acharyas, SinghalD, NiveditaRewal. Socioeconomic Status And Oral Health In India- A Critical Review (Estatuto socioeconómico e saúde oral na Índia - uma revisão crítica). Jornal Indiano de Ciências Dentárias. outubro de 2012 ;4(4):101-104

17 Watt RG. Determinantes sociais das desigualdades em saúde oral: Implications For Action.Community Dent Oral Epidemiol 2012; 40 (2): 44-48.

18 Sanders AE, Spencer AJ, Slade GD. Evaluating The Role Of Dental Behaviour In Oral Health Inequalities (Avaliação do papel do comportamento dentário nas desigualdades em matéria de saúde oral). Community Dent Oral Epidemiol 2006; 34: 71-9.

19 Lo'Pez R, Ferna'Ndez O, Baelum V. Gradientes sociais em doenças periodontais entre adolescentes. Community Dent Oral Epidemiol 2006; 34: 184-96.

20 .Harold.D et al. Saúde, Saúde Oral e Pobreza. J Am Dent Assoc 2007;138:1437-1442

21 Burton.L. Disparidades na saúde oral e acesso aos cuidados: Findings Of National

Surveys. Ambulatory Pediatrics 2002;(2):141-147

22 Tickle M, Milsom Km, Blinkhorn As. Desigualdades no tratamento dentário prestado às crianças: An Example From The Uk. Community Dent Oral Epidemiol 2002; 30:335-41.

23 Yiengprugsawan et al. Qualidade de vida relacionada com a saúde oral numa grande coorte nacional de 87 134 adultos tailandeses . Health and Quality of Life Outcomes 2011; 9(42):1-8

24 Colman Mcgrath, Raman Bedi. Influências do apoio social na saúde oral das pessoas idosas na Grã-Bretanha. Jornal de Reabilitação Oral 2002; 29:918-922

25 Sabbah et al. The Relationship Between Social Network, Social Support And Periodontal Disease Among Older Americans. J ClinPeriodontol. 2011 June ; 38(6): 547-552

26 Vered Y, Soskolne V, Zini A, Livny A, Sgan-Cohen HD. Angústia psicológica e apoio social são determinantes da mudança do estado de saúde oral entre uma população imigrante da Etiópia. Community Dent Oral Epidemiol 2011;39: 145-153

27 Angulo.D et al. Pobreza, exclusão social e cárie dentária em crianças de 12 anos de idade: Um estudo transversal em Lima, Peru. *BMC Oral Health* 2009,;9(16):1-6

28 Bruce A , Gina Thornton-Evans. Tendências na saúde oral por estatuto de pobreza, conforme medido pelos objectivos *do Healthy People 2010*. Relatórios de Saúde Pública / novembro-dezembro de 2010 / Volume 125;817-830

29 Quinn.C.et al. O efeito do desemprego a nível da comunidade na utilização de cuidados de saúde oral preventivos - Health Research And Educational Trust;162-181

30 . *Pattussi et al.*Capital social da vizinhança e traumatismos dentários em adolescentes brasileiros. *Am J Public Health.* 2006;96:1462-1468.

31 Croucher.R.et al.The Relationship Between Life-Events And Periodontitis- A Case-Control Study.JClin Periodontal 1997;24:39-43

32 . *Heather J.* A ligação entre as disparidades na saúde e os determinantes sociais

da saúde na primeira infância.Departamento de Saúde Pública e Ambiente do Colorado.Nov 2007;(77):1-7

33 Mobley et al. The Contribution Of Dietary Factors To Dental Caries And Disparities In Caries (A Contribuição dos Factores Dietéticos para a Cárie Dentária e as Disparidades na Cárie). *ACAD Pediatr.* 2009; 9(6): 410-414.

34 Antunes JLF, Peres MA, Mello TRC, Waldman EA. Avaliação multinível dos determinantes da experiência de cárie dentária no Brasil. Community Dent Oralepidemiol 2006; 34: 146-52.

35 BharathiPurohit, Abhinav Singh. Estilo de vida e saúde oral. Avanços na ciência e tecnologia da vida.2012;(3):35-43

36 Wendy.E et al. Disparidades na saúde oral das crianças e acesso a cuidados dentários. JAMA 2000; 284(20):2625-2631

37 M.H. Baldaniet *al.* Desigualdades na utilização de serviços odontológicos entre crianças brasileiras de baixa renda: The Role Of Individual Determinants. Journal Of Public Health Dentistry 71 (2011) 46-53j

38 Jamieson.M, Thomson.M. Adult Oral Health Inequalities Described Using Area-Based And Household-Based Socioeconomic Status Measures (Desigualdades na saúde oral dos adultos descritas através de medidas do estatuto socioeconómico baseadas na área e no agregado familiar). Jornal de Saúde Pública Dentária 2006;66(2):104-109

39 . *Sorensen et al.* Social Disparities In Tobacco Use In Mumbai, India:The Roles Of Occupation, Education, And Gender [Disparidades Sociais no Consumo de Tabaco em Bombaim, Índia: Os Papéis da Ocupação, Educação e Género]. *Am J Public Health.* 2005;95:1003- 1008 4

40 Geyer S, Schneller T, Micheelis W. Gradientes sociais e efeitos cumulativos do rendimento e da educação na saúde dentária no quarto estudo alemão sobre saúde oral. Community Dent Oral Epidemiol 2010. 38: 120-1285

41 Listl.S. Income-Related Inequalities In Dental Service Utilization By Europeans

Aged 50+. *J Dent Res 2011;* 90(6):717-723

42 P. J. Moynihan. A inter-relação entre a dieta e a saúde oral. Actas da Sociedade de Nutrição (2005); 64: 571-580

43 Khanna . A interação entre o consumo de tabaco e a saúde oral entre as tribos da Índia Central. Doenças induzidas pelo tabaco 2012; 10(16);1-2

44 Antunes.F et.al. Disparidades étnicas na prevalência de cárie dentária e tratamento odontológico restaurador em crianças brasileiras. International Dental Journal 2003 ;93:7-12

45 Alvund.K et al. Social Relations As Determinants Of Oral Health Among Persons Over The Age Of 80 Years. Community Dent Oral Epidemiol 2003. 31: 454-625

46 . KB Hallett, PK O'Rourke. Social and Behavioural Determinants Of Early Childhood Caries (Determinantes sociais e comportamentais da cárie na primeira infância). Australian Dental Journal 2003;48:(1):27-33

47 J M Mackeown, W M Faber. Frequência dos alimentos consumidos por crianças jovens africanas rurais e urbanas - conhecimento essencial para fornecer aconselhamento dietético na prevenção da cárie. International Dental Journal (2004) 54;284-290

48 Jiménez.R et al. Influence OfSociodemographic Variables On Use Of Dental Services, Oral Health And Oral Hygiene Among Spanish Children. International Dental Journal (2004) 54;187-192

49 Thomson WM, Poulton R, Milne BJ, Caspi A, Broughton JR, Ayers KMS. Socioeconomic Inequalities In Oral Health In Childhood And Adulthood In A Birth Cohort (Desigualdades socioeconómicas na saúde oral na infância e na idade adulta numa coorte de nascimentos). Community Dent Oral Epidemiol 2004; 32: 345-53.

50 Avlund.K et al. The Strength Of Two Indicators Of Social Position On Oral Health Among Persons Over The Age Of 80 Years. Journal Of Public Health Dentistry (2005);65(4): 231-239

51 Psoter.W et al. Associations OfEthnicitylrace And Socioeconomic Status With Early Childhood Caries Patterns. Journal Of Public Health Dentistry (2006);66(1): 23-29

52 Pattussi MP, Hardy R, Sheiham A. The Potential Impact OfNeighborhood Empowerment On Dental Caries Among Adolescents (O Impacto Potencial do Empoderamento do Bairro na Cárie Dentária entre os Adolescentes). Community Dent Oral Epidemiol 2006; 34: 344-50.

53 Petersen PE: Soeial Inequalities In Dental Health - Towards A Theoretieal Explanation. Community Dent Oral Epidemiol 1990; 18: 153-8.

54 Nahouraii.H et al. Apoio social e utilização de dentista entre crianças de imigrantes latinos.Journal of Health Care For The Poor And Underserved 2008;19:428-441

55 Aida J, Ando Y, Oosaka M, Niimi K, Morita M. Contribuições do contexto social para a desigualdade na cárie dentária: A Multilevel Analysis Of Japanese 3- Year-Old Children. Community Dent Oral Epidemiol 2008; 36: 149-156.

56 Gomes et al. Determinantes Sociais, Demográficos, Clínicos e de Estilo de Vida das Visitas a Cuidados Dentários numa Amostra Urbana de Adultos Portugueses. *Saúde Oral Prev Dent 2008; 6: 3-11*

57 Palipudi KM, Gupta PC, Sinha DN, Andes LJ, Asma S, Et Al. (2012) Determinantes Sociais da Saúde e Consumo de Tabaco em Treze Países de Rendimento Baixo e Médio: Evidence From Global Adult Tobacco Survey. PLOS ONE 7(3): E33466

58 Furuta M, Ekuni D, Takao S, Suzuki E, Morita M, Kawachi I. Capital social e saúde oral auto-avaliada entre os jovens. Community Dent Oral Epidemiol 2012; 40: 97-104.

59 Kilpatrick.NM et al. Desigualdades em matéria de saúde oral numa amostra nacional de crianças australianas com idades entre os 2-3 e os 6-7 anos. Australian Dental Journal 2012; 57: 38-44

60 Newton JT, Bower EJ. Os Determinantes Sociais da Saúde Oral: New Approaches To Conceptualizing And Researching Complex Causal Networks. *Odontologia Comunitária e Epidemiologia Oral*, 2005, 33:25-34.

61 Sisson KL. Theoretical Explanations For Social Inequalities In Oral Health (Explicações teóricas para as desigualdades sociais na saúde oral). Community Dent Oral Epidemiol 2007; 35: 81-88.

62 . Williams.DM. Global Oral Health Inequalities : A agenda de investigação. *J DENT RES* 2011 90: 549

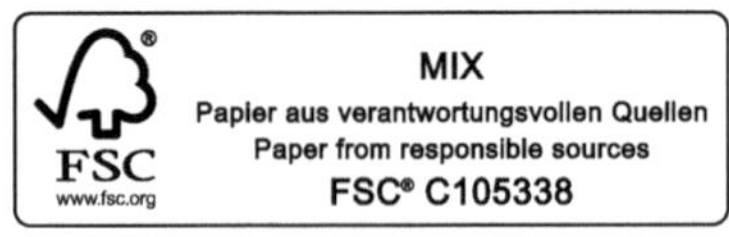

Printed by Books on Demand GmbH, Norderstedt / Germany